D1997625

Mit freundlicher Empfehlung

Wyeth
BioPharma

Atlas radiologischer Scoringmethoden bei der rheumatoiden Arthritis

Rolf Rau
Gertraud Herborn
Siegfried Wassenberg

239 Abbildungen
3 Tabellen

Georg Thieme Verlag
Stuttgart · New York

Bibliografische Information
Der Deutschen Nationalbibliothek

Die Deutsche Nationalbibliothek verzeichnet diese Publikation in der Deutschen Nationalbibliographie; detaillierte bibliografische Daten sind im Internet über http://dnb.d-nb.de abrufbar.

Medizinische Redaktion: Editorial Service GmbH, Harald Rass, Schwalbach-Hülzweiler

Publikation mit freundlicher Unterstützung von Wyeth Biopharma Deutschland.

© 2008 Georg Thieme Verlag KG
Rüdigerstraße 14
D-70469 Stuttgart
Telefon: + 49/(0)711/8931-0
Unsere Homepage: www.thieme.de

Printed in Germany

Umschlaggestaltung: Thieme Verlagsgruppe
Zeichnungen: Ziegler und Müller, Kirchentellinsfurt
Satz: Ziegler und Müller, Kirchentellinsfurt
Druck: Offsetdruckerei Karl Grammlich GmbH, Pliezhausen
Buchbinder: Conzella Verlagsbuchbinderei, Aschheim-Dornach

ISBN 978-3-13-145881-0 1 2 3 4 5 6

Wichtiger Hinweis: Wie jede Wissenschaft ist die Medizin ständigen Entwicklungen unterworfen. Forschung und klinische Erfahrung erweitern unsere Erkenntnisse, insbesondere was Behandlung und medikamentöse Therapie anbelangt. Soweit in diesem Werk eine Dosierung oder eine Applikation erwähnt wird, darf der Leser zwar darauf vertrauen, dass Autoren, Herausgeber und Verlag große Sorgfalt darauf verwandt haben, dass diese Angabe dem **Wissensstand bei Fertigstellung des Werkes** entspricht.

Für Angaben über Dosierungsanweisungen und Applikationsformen kann vom Verlag jedoch keine Gewähr übernommen werden. **Jeder Benutzer ist angehalten,** durch sorgfältige Prüfung der Beipackzettel der verwendeten Präparate und gegebenenfalls nach Konsultation eines Spezialisten festzustellen, ob die dort gegebene Empfehlung für Dosierungen oder die Beachtung von Kontraindikationen gegenüber der Angabe in diesem Buch abweicht. Eine solche Prüfung ist besonders wichtig bei selten verwendeten Präparaten oder solchen, die neu auf den Markt gebracht worden sind. **Jede Dosierung oder Applikation erfolgt auf eigene Gefahr des Benutzers.** Autoren und Verlag appellieren an jeden Benutzer, ihm etwa auffallende Ungenauigkeiten dem Verlag mitzuteilen.

Geschützte Warennamen (Warenzeichen) werden **nicht** besonders kenntlich gemacht. Aus dem Fehlen eines solchen Hinweises kann also nicht geschlossen werden, dass es sich um einen freien Warennamen handelt.

Das Werk, einschließlich aller seiner Teile, ist urheberrechtlich geschützt. Jede Verwertung außerhalb der engen Grenzen des Urheberrechtsgesetzes ist ohne Zustimmung des Verlages unzulässig und strafbar. Das gilt insbesondere für Vervielfältigungen, Übersetzungen, Mikroverfilmungen und die Einspeicherung und Verarbeitung in elektronischen Systemen.

Geleitwort

In der Therapie der Rheumatoiden Arthritis sind großartige Erfolge zu verzeichnen. Erstmalig ist es möglich, Remissionen zu induzieren, den Krankheitsprozess mit seinen strukturellen Veränderungen am Gelenk aufzuhalten und sogar reparative Knochenprozesse (Heilphänome) zu induzieren. Dafür bedarf es einer sehr genauen Strukturanalyse, die die konventionelle Röntgendiagnostik ermöglicht. Ein wesentlicher Vorteil der konventionellen Röntgendiagnostik liegt in der hohen örtlichen Auflösung von knöchernen Destruktionen. Damit ist das Röntgen heute noch der sogenannte „Goldstandard" in der Arthritis-Diagnostik. Es ist überall verfügbar, gut archivierbar und eine vergleichsweise kostengünstige Methode. Ohne eine sorgfältige Analyse der destruktiven Veränderungen bei chronisch entzündlichen Gelenkerkrankungen wäre auch der außerordentliche Fortschritt in der Therapie mit innovativen Medikamenten nicht möglich gewesen. Das vorliegende Buch analysiert die Vor- und Nachteile der verschiedenen Scoringmethoden und untermauert diese mit bildhaften Röntgenbeispielen aus dem Rheumaalltag. Als Rheumatologe ist es wichtig, die Röntgenbilder selbst zu interpretieren, um die Weichenstellung für die weitere Therapie vornehmen zu können. Hierfür bietet das vorliegende Werk eine hervorragende Unterstützung. Interessant ist das Werk aber nicht nur für Rheumatologen, sondern auch für alle, die mit den Ergebnissen der radiologischen Untersuchungen umgehen, so für Mitarbeiter in Studienabteilungen und der pharmazeutischen Industrie.

Verfasst ist es von Rolf Rau unter Mitarbeit seiner langjährigen Weggefährten Gertraud Herborn und Siegfried Wassenberg. Rolf Rau ist einer der wichtigsten internationalen Experten auf dem Gebiet der Bildgebung in der Rheumatologie, der sich auch enorme persönliche Verdienste um dieses Fachgebiet erworben hat und daher zum Master des American College of Rheumatology ernannt wurde. So ist der von ihm entwickelte Ratingen-Score ein sehr gut validiertes und anerkanntes Instrument in der Analyse von radiologischen Veränderungen bei der rheumatoiden Arthritis. Sein tiefes Verständnis der Thematik wird auch deutlich in der sehr anschaulichen und praxisnahen Darstellung in diesem Buch, das in keiner rheumatologischen Einrichtung fehlen sollte.

Berlin, April 2008

Prof. Dr. Gerd-Rüdiger Burmester
PD Dr. Marina Backhaus
Medizinische Klinik mit Schwerpunkt
Rheumatologie und Klinische Immunologie
Charité Campus Mitte

Vorwort

Eine der wichtigsten Folgen der rheumatoiden Arthritis (RA) ist die Gelenkdestruktion, die im langfristigen Verlauf der entscheidende Faktor für die zunehmende Behinderung des Patienten wird. Das konventionelle Röntgenbild bildet im Vergleich zu anderen bildgebenden Verfahren den Knochen mit der höchsten örtlichen Auflösung ab und ist deshalb am besten geeignet, die Knochen – und damit Gelenkdestruktion sichtbar zu machen. Mit den Aufnahmen beider Hände und beider Vorfüße können die am frühesten und am häufigsten von der RA betroffenen Gelenke gleichzeitig dargestellt werden. Das Röntgenbild kann darüber hinaus lange archiviert und später zusammen mit Verlaufskontrollen, auch von anderen Untersuchern, beurteilt werden. Mit Hilfe der konventionellen Radiografie lässt sich deshalb die Progression der RA am einfachsten objektivieren. Die Hemmung der im Röntgenbild erkennbaren Progression wird als entscheidendes Kriterium der krankheitsmodifizierenden Wirkung eines Medikaments betrachtet. Die Dokumentation der sog. Röntgenprogression wird deshalb bei allen klinischen Prüfungen von Basistherapeutika zum Beleg ihrer Struktur erhaltenden Wirkung verlangt. Voraussetzung hierfür ist, dass die radiografisch sichtbaren Veränderungen auch quantitativ erfasst werden können.

Zu diesem Zweck wurden verschiedene semiquantitative Scoringmethoden entwickelt. Diese beruhen darauf, dass der Untersucher mittels vorgegebener Kriterien auf einer ordinalen Skala mit meist vier oder fünf Schweregraden/Stadien den von ihm geschätzten Schaden dokumentiert. Eine exakte Messung des durch den Destruktionsprozess abgebauten Knochenvolumens würde nach Sharp das Ausmaß der Gelenkzerstörung am besten erfassen. Diese Volumenmessung ist auf der Grundlage eines zweidimensionalen Röntgenbildes jedoch nicht möglich. Eine gegenüber dem Scoren objektivere Feststellung des im Röntgenbild erkennbaren Knochenverlusts wird von teil- oder vollautomatisierten Verfahren erhofft, die die Erosionsfläche (und die Gelenkspaltweite) kontinuierlich messen.

An der Entwicklung entsprechender Verfahren wird seit über einem Jahrzehnt gearbeitet. Bisher ist aber ein erfahrener Untersucher bei der Deutung pathologischer Veränderungen automatischen Systemen, besonders bei stärkeren Destruktionen, Überlagerungen, deutlicher Osteoporose etc., weit überlegen. Auch erfordern alle bisher geprüften Computer-gestützten Verfahren die Mithilfe des Menschen, beispielsweise in Form des Nachzeichnens der Knochenkonturen. Damit bleibt im Vergleich zum Scoren die Subjektivität der Beurteilung erhalten, der Zeitaufwand wird erhöht, ein möglicher Kostenvorteil der Automatik geht wieder verloren. Die semiquantitativen Scoringmethoden werden deshalb trotz ihrer Schwächen mit großer Wahrscheinlichkeit auf Jahre hinaus Standard bei der Abschätzung der im Röntgenbild erkennbaren Gelenkzerstörung bleiben.

Bisher gibt es unseres Wissens keinen Atlas mit vergleichender Darstellung der am häufigsten angewandten Scoringmethoden anhand von typischen Röntgenbildern. Die Schwierigkeit, geeignete Röntgenbilder zu finden, geht schon daraus hervor, dass die meisten Methodenbeschreibungen ohne Röntgenbildbeispiele publiziert wurden. Ausnahme war die erste Vorstellung der Larsen-Methode, zu der eine Sammlung von Standardreferenzfilmen veröffentlicht wurde. Diese wurde jedoch, da die Bilder nicht ausreichend charakteristisch und qualitativ unzureichend erschienen, später durch Strichzeichnungen ersetzt. Auch die Modifikation der Larsen-Methode durch Rau und Herborn sowie der Ratingen-Score wurden mit Referenzfilmen publiziert. Ein 2005 erschienener verdienstvoller Atlas zur RAMRIS(RA MRI Scoring)-Methode zeigt Schnittbilder, die als Referenz beim Scoren von MRT-Aufnahmen bei der RA dienen sollen.

Der hier vorgelegte Atlas besteht aus einem einleitenden Textteil und einem Bildteil. Im Textteil werden die Aufgaben und Ziele des Scorens genannt und die verschiedenen Methoden mit ihren spezifischen Eigenschaften vorgestellt. Darüber hinaus werden Vor- und Nachteile der jeweiligen Scoringmethoden erörtert und auf die Art ihrer Validierung und deren Ergebnisse hingewiesen. Im Bildteil werden vier Methoden eingehend besprochen: der Ratingen-Score, der Larsen-Score, der Sharp-Score und die Sharp/van der Heijde-Methode. Als Beispiele der verschiedenen Stadien in den einzelnen Gelenkgruppen – Fingermittelgelenke (PIP), Fingergrundgelenke (MCP), Zehengrundgelenke (MTP) – werden je zwei Gelenke abgebildet, die möglichst unterschiedlich ausgeprägte Veränderungen bei gleichem Scorewert darstellen sollen. Vom Handgelenk wird wegen seiner Größe jeweils nur ein Bild gezeigt. Die Abbildungen sind nach Möglichkeit jeweils so angeordnet, dass alle Stadien einer Gelenkgruppe (z. B. MCP) am aufgeschlagenen Atlas gleichzeitig betrachtet werden können. Die Bildlegenden sollen begründen, warum ein entsprechender Scorewert gegeben wurde. Um dem Leser die Möglichkeit zu geben, die Bewertung in den verschiedenen Systemen zu vergleichen, wird ein Teil der Bilder bei mehreren Scoringmethoden wiedergegeben. Zur Illustration der Anwendung des Scorens in der Praxis wird bei einigen Patienten der röntgenologische Verlauf mit den entsprechenden Scorewerten über einige Jahre dargestellt.

Schließlich wird auch auf eine noch offene Frage eingegangen: Anerkanntermaßen können auf Röntgenbildern reparative Veränderungen gesehen werden, die auf eine Heilung mit oder ohne Narben hindeuten. Ob und wie diese Phänomene in Scoringmethoden eingearbeitet werden können, ist Gegenstand einer internationalen Diskussion. Im Atlas wird an einigen meist langjährigen Verläufen die Entwicklung von Heilungsphänomenen dargestellt.

Wir danken den Mitarbeiterinnen unserer Röntgenabteilung für das wiederholte Bereitstellen der zahlreichen Röntgentüten. Bei Frau Gudrun Krüger bedanken wir uns für ihre wertvolle Mithilfe beim Einscannen der Bilder und für das Schreiben des Manuskripts. Der Thieme-Verlag, vertreten besonders durch die Herren Engelhardt und Hombach, ist dankenswerterweise sehr kooperativ auf unsere Wünsche bezüglich Bildwiedergabe und Bildanordnung eingegangen. Schließlich bedanken wir uns für die großzügige finanzielle Unterstützung dieses Projektes durch die Firma Wyeth Biopharma Deutschland.

Ratingen, April 2008

R. Rau
G. Herborn
S. Wassenberg

Inhaltsverzeichnis

Anschriften

Prof. Dr. med. Rolf Rau
Irisweg 5
40489 Düsseldorf

Dr. med. Gertraud Herborn
Irisweg 5
40489 Düsseldorf

Dr. med. Siegfried Wassenberg
Evangelisches Fachkrankenhaus
Rosenstraße 2
40882 Ratingen

Bedeutung des Röntgenbildes für die Bewertung der Schwere und des Verlaufs der rheumatoiden Arthritis

Das konventionelle Röntgenbild wurde als Goldstandard der bildgebenden Verfahren in der Rheumatologie bezeichnet [1] und verdient diesen Status noch immer. Die besonderen Vorteile der Röntgentechnik sind ihre weltweite Verfügbarkeit, die jahrzehntelange Erfahrung mit der Interpretation der Befunde und ihre relative Kostengünstigkeit. Das Röntgenbild kann über lange Zeiträume archiviert werden und ist insofern ein wichtiges Dokument, das auch später von anderen Untersuchern bewertet werden kann. Das Schwergewicht der Röntgendiagnostik liegt bei der mit sehr hoher örtlicher Auflösung erfolgenden Darstellung des Knochens, sodass sich die als Folge der Arthritis eintretenden knöchernen Destruktionen besonders gut darstellen lassen. Im Unterschied zu anderen bildgebenden Verfahren lässt sich der Knorpel nicht direkt darstellen und lassen sich die Weichteile nur als Konturen und zirkumskripte Dichteanhebungen abbilden.

Die wichtigste Folge der rheumatoiden Arthritis (RA) aber, die Destruktion der knöchernen Gelenkanteile, lässt sich röntgenologisch hervorragend objektiv visualisieren. Da es für unterschiedliche rheumatische Erkrankungen charakteristische röntgenologische Veränderungen gibt, ist das Röntgenbild auch eine unverzichtbare Hilfe bei der Diagnose und Differenzialdiagnose der RA. Typische radiologische Veränderungen sind auch Teil der Klassifikationskriterien der RA des American College of Rheumatology (ACR) [2]. Der mit entsprechenden Scoringmethoden quantifizierte Destruktionsgrad bei einem Patienten korreliert mit einer Zeitverzögerung von 6–12 Monaten sehr gut mit der klinischen und blutchemischen Krankheitsaktivität, repräsentiert beispielsweise durch die Höhe des C-reaktiven Proteins (CRP) [3,4]. Die Schwere der Behinderung bzw. der Invalidität, gemessen mit dem Health Assessment Questionnaire (HAQ) oder dem Funktionsfrageboden Hannover (FFbH), korreliert bei fortgeschrittenen Fällen sehr eng mit der radiologisch erfassten Gelenkzerstörung [5]. Bei Frühfällen allerdings, bei denen stärkere radiologisch sichtbare Gelenkdestruktionen noch fehlen, wird das Ausmaß der Beeinträchtigung durch die Krankheitsaktivität, d. h. durch Schmerz und Gelenkschwellung, bestimmt. Ein besonderer Vorteil der Röntgentechnik im Vergleich zu anderen bildgebenden Verfahren ist die Tatsache, dass mit Aufnahmen der Hände und Füße gleichzeitig die meisten der von der RA am häufigsten betroffenen Gelenke dargestellt werden können. In jüngerer Zeit ist man auch darauf aufmerksam geworden, dass sich auch strukturelle Besserungen in Form von Heilphänomenen bzw. reparativen Prozessen am Knochen im Röntgenbild erfassen lassen. Eine eingehende Stellungnahme zur Wertigkeit der Röntgendiagnostik bei der RA wurde von der Kommission Bildgebende Verfahren erarbeitet [6].

Wozu dient das Scoren?

Das Röntgenbild eignet sich im Vergleich zu den anderen bildgebenden Verfahren wie auch zum klinischen Bild besonders gut als objektives Mittel der Verlaufsdokumentation und damit auch der Beurteilung von Therapieeffekten. Eine Hemmung der im Röntgenbild erkennbaren Progression morphologischer Veränderungen gilt als wichtigstes Kriterium für die Zuordnung eines Medikaments zur Gruppe der Basistherapeutika. Dies setzt die Möglichkeit einer Quantifizierung der im Röntgenbild erkennbaren Veränderungen voraus. Die Tabelle **1** nach Resnick [7] zeigt, welche pathologisch-anatomischen Veränderungen der RA sich im Röntgenbild darstellen lassen. Weichteilschwellung und gelenknahe Osteoporose hängen dabei in ihrer Beurteilbarkeit sehr stark von der Aufnahmequalität, insbesondere deren Härte, ab und sind damit als Mittel einer zuverlässigen Verlaufsbeurteilung wenig geeignet. Darüber hinaus spiegeln sie im Wesentlichen die Aktivität der Erkrankung wider und sind rasch reversibel. Entscheidender Indikator für das Fortschreiten der Erkrankung aber ist die strukturelle (knöcherne) Gelenkzerstörung, die nur nach längerer klinischer Inaktivität partiell rückbildungsfähig ist.

Hauptaufgabe der verschiedenen Scoringmethoden ist demnach die Quantifizierung der Destruktion. Versuche, mithilfe der Computertechnik das Maß des Knochenabbaus objektiv zu messen, waren bisher wenig erfolgreich [8], werden aber weiterverfolgt und ständig verbessert. Die gebräuchlichen Scoringmethoden sind semiquantitativ und erfassen insbesondere die erosiven Veränderungen. Sie zählen die Erosionen pro Gelenk (Sharp), berücksichtigen neuerdings teilweise die Größe der Erosionen mit (van der Heijde), bewerten die Gelenkzerstörung global unter Zuhilfenahme von Standardreferenzfilmen oder Skizzen (Larsen) oder schätzen den prozentualen Anteil der destruierten Gelenkoberfläche (Ratingen-Score). Neben den erosiven Veränderungen wird bei einigen Methoden auch die Gelenkspaltweite als Indikator für die Knorpeldestruktion herangezogen (Sharp, van der Heijde). Die im Röntgenbild sichtbare Gelenkspaltverschmälerung kommt aber großenteils nicht durch Knorpeldestruktion, sondern durch Fehlstellungen infolge Kapsel- und Bandüberdehnung zustande (siehe Tabelle **1**). Die darauf beruhenden Subluxationen und Luxationen gehen in den Score von Kaye und Nance [9] gesondert ein. Sie werden von van der Heijde [10] bewusst in den Gelenkspaltverschmälerungsscore aufgenommen, da sie die Funktion beeinträchtigen. Sharp [11] schließt Gelenke mit Fehlstellungen aus der Bewertung aus, da bei Überlagerung der Gelenkenden eine Bestimmung der Gelenkspaltweite unmöglich ist.

Grundübereinstimmung bei der Entwicklung der Scoringmethoden war die Annahme, dass es eine Besserung destruktiver Veränderungen

Tabelle **1** Pathologisch-anatomischer Befund und Röntgenbefund im Vergleich (nach [7])

Pathologische Anatomie	Röntgenbefund
– Entzündung der Synovialis und Flüssigkeitsansammlung	Weichteilschwellung und Gelenkspalterweiterung
– Hyperämie und Knochenmineralverlust	Gelenknahe Osteoporose
– Zerstörung des Knorpels durch Pannus	Gelenkspaltverschmälerung
– Zerstörung des „ungeschützten" Knochens am Gelenkrand durch Pannus	Marginale Erosionen
– Zerstörung des subchondralen Knochens durch Pannus	Knochenerosionen und subchondrale Zysten
– Fibröse und knöcherne Ankylosen	Ankylose
– Kapsel- und Bandinstabilität	Deformationen und Subluxationsfehlstellungen

nicht geben kann. Demgemäß kann traditionell nur die Progression, allenfalls deren Stillstand, nicht aber eine Reparation beschrieben werden.

Die Scoringmethoden wurden mit Ausnahme der Larsen-Methode, die auch an den großen Gelenken angewandt wird, zur Anwendung an den kleinen Gelenken der Hände und Vorfüße entwickelt, die am frühesten und am häufigsten von der RA betroffen werden. Veränderungen an den kleinen Gelenken lassen sich wegen des geringeren Knochenvolumens besser erkennen und beschreiben als an den großen Gelenken. Im Allgemeinen besteht eine gute Korrelation zwischen der Destruktion an den kleinen und der an den großen Gelenken.

Technische Voraussetzungen und Durchführung der Untersuchung

Die Zuverlässigkeit der Scorewerte ist entscheidend abhängig von der Beurteilbarkeit, d. h. der Qualität der Röntgenaufnahme. Für eine technisch optimale Aufnahme müssen folgende Voraussetzungen erfüllt sein:

- Verwendung einer hochauflösenden, feinstzeichnenden Film-Rückfolien-Kombination,
- optimale Positionierung (streng dorsoplantar oder dorsopalmar):
  - Hände flach auf Kassette liegend
  - Vorfüße im Sitzen auf die auf dem Boden liegende Kassette gestellt,
- empfohlenes Format 18 × 24 cm für je eine Hand oder für beide Vorfüße,
- Zentralstrahl auf das MCP-3-Köpfchen (MCP = metacarpophalangeal = Fingergrundgelenk) oder zwischen die Großzehengrundgelenke,
- alternativ: beide Hände auf eine Kassette 24 × 30 cm, aber einzeln belichten,
- Einblenden so weit wie möglich, aber vollständige Darstellung der ganzen Hand inklusive distale Radius- und Ulnaenden,
- konstante Belichtung.

Halbschräge Aufnahmen sind unnötig, da die gleiche Projektion im Verlauf nicht erreicht wird. Weichteilaufnahmen bringen gegenüber guten Standardaufnahmen keinen Vorteil.

Das Auswerten (Scoren) kann am einzelnen Röntgenbild erfolgen („single“), d. h. die Bilder unterschiedlicher Patienten werden gemischt. Diese Methode ist kaum verbreitet, da sie fehleranfällig ist: In zahlreichen Fällen kann die gleiche Veränderung unterschiedlich bewertet werden, beispielsweise als Grad 2 oder 3 bzw. 3 oder 4. Auf diese Weise kann im Score eine Änderung vorgetäuscht werden, die gar nicht vorliegt. Daher werden in der Regel alle Bilder eines Patienten (zwei oder mehr Zeitpunkte) zusammen ausgewertet („setwise“). Das erlaubt einen direkten Vergleich der Veränderungen zu den verschiedenen Zeitpunkten und eine sichere Beurteilung, ob eine Veränderung eingetreten ist. Die Auswertung kann bei bekannter zeitlicher Reihenfolge („chronological order“) oder aber bei unbekannter Reihenfolge („random order“) erfolgen. Die unbekannte zeitliche Reihenfolge wird heute bevorzugt, um das Vorurteil einer ständigen Progression zu umgehen. Sie führt aber auch zu einer konservativeren Beurteilung durch den Untersucher (um Fehler zu vermeiden) und damit zu geringerer Änderungssensitivität. Umgekehrt wird bei bekannter Reihenfolge das Ausmaß der Änderung oft überschätzt.

Für die zentrale Auswertung multizentrischer Studien werden Röntgenbilder häufig digitalisiert, als CD versandt und auf dem Bildschirm befundet. Das gilt auch für primär digital aufgenommene Bilder.

Kurze Darstellung der Scoringmethoden

Die bisher publizierten Scoringmethoden sollen hier kurz und etwas schematisiert dargestellt werden. Wir unterscheiden drei große Gruppen:

1. Methoden zur globalen Bewertung des Destruktionsgrades bezogen auf den ganzen Patienten (z. B. Steinbrocker)
2. Methoden zur getrennten globalen Bewertung des Destruktionsgrades an einzelnen Gelenken mit Schwergewicht auf der erosiven Destruktion (z. B. Larsen)
3. Methoden zur getrennten Bewertung von Erosionen und Gelenkspaltverschmälerung an einzelnen Gelenken (z. B. Sharp)

1 Methoden zur globalen Bewertung des Destruktionsgrades bezogen auf den ganzen Patienten

Steinbrocker 1949 [12]

In den „therapeutischen Kriterien“ der American Rheumatism Association [12] erfolgte eine Einteilung in vier Stadien nach klinischen, aber auch radiologischen Kriterien. Folgende vier Stadien bzw. Schweregrade der Erkrankung des Patienten werden im Röntgenbild unterschieden:

Grad 1	keine Veränderung, allenfalls gelenknahe Osteoporose
Grad 2	Erosion, gegebenenfalls Osteoporose/ Gelenkspaltverschmälerung
Grad 3	Erosionen + Subluxation/Fehlstellung
Grad 4	Ankylose

Der Status des am stärksten betroffenen Gelenks ist das Maß für das Stadium, in dem sich der Patient befindet. Da das am stärksten betroffene Gelenk in den meisten Fällen nicht unbedingt repräsentativ für die Gesamterkrankung ist, bestehen häufig große Diskrepanzen zwischen dem radiologischen Stadium und der funktionellen Behinderung.

Kellgren 1983 [13]

Kellgren publizierte einen Atlas von Standardreferenzfilmen mit typischen Vergleichsbildern, eingeteilt in fünf Schweregrade:

Grad 0	normal
Grad 1	fragliche Veränderung
Grad 2	geringe Veränderung
Grad 3	mäßige Veränderung
Grad 4	schwerwiegende Veränderung

Auch bei dieser Methode bestimmt das am stärksten betroffene Gelenk die Zuordnung zum jeweiligen Schweregrad.

2 Methoden mit getrennter globaler Beurteilung zahlreicher Gelenke

Im Vergleich zur Berücksichtigung nur des am stärksten betroffenen Gelenks erlaubt die Bewertung zahlreicher Gelenke eine gute Aussage über den mittleren Destruktionsgrad des Patienten.

Larsen 1977 [14]

Die Einteilung in sechs Schweregrade [0 – 5] berücksichtigt im Wesentlichen die erosive Destruktion. Teilweise werden aber auch gelenknahe Osteoporose, Gelenkspaltverschmälerung sowie Weichteilschwellung berücksichtigt, die den Grad 1 sogar bestimmen. Die Grade wurden ursprünglich durch Standardreferenzfilme illustriert. Da diese aber nicht befriedigten, wurden sie später durch Strichzeichnungen (siehe Abb. **5**, S. 23) ersetzt. Die Schweregrade wurden folgendermaßen definiert:

Grad 0 normal
Grad 1 geringe Veränderungen: Weichteilschwellung, gelenknahe Osteoporose oder geringe Gelenkspaltverschmälerung
Grad 2 definitive Veränderungen: eine oder mehrere kleine Erosionen vorhanden, Gelenkspaltverschmälerung nicht obligat
Grad 3 deutliche Veränderungen: ausgeprägte Erosionen, Gelenkspaltverschmälerung vorhanden
Grad 4 schwere Veränderungen: große Erosionen vorhanden, nur Teile der ursprünglichen Gelenkfläche noch erhalten
Grad 5 mutilierende Veränderungen: ursprüngliche Gelenkfläche verschwunden, schwere Deformität möglich

Diese Definitionen beziehen sich auf Veränderungen an den Gelenken der Hände und Füße, für die großen Gelenke sind sie teilweise leicht modifiziert.

Folgende Gelenke werden bewertet: PIP II – V (PIP = proximal interphalangeal = Fingermittelgelenk), IP I (Daumen), MCP I – V (metakarpophalangeal = Fingergrundgelenk), Handgelenk als Ganzes, MTP-Gelenke I – V (MTP = metatarsophalangeal = Zehengrundgelenk). Bei insgesamt 32 Gelenken beträgt der **Gesamtscore zwischen 0 und 160**.

Zusatzinformation

Eine Schwierigkeit beim Larsen-Score ist die Definition des Grad 1. Weichteilschwellung und gelenknahe Osteoporose sind zum einen bei schlechter bzw. wechselnder Aufnahmequalität schlecht erkennbar und repräsentieren zum anderen Aktivitätszeichen der Erkrankung, die sich unter Therapie sehr schnell ändern können. Demgegenüber treten strukturelle Veränderungen (Erosionen) später auf und bessern sich (günstigenfalls) langsamer.

Die Originalmethode wurde durch Larsen selbst und andere Autoren mehrfach modifiziert, die zu untersuchenden Gelenke wurden nicht geändert.

Modifikation von Larsen und Thoen 1987 [15]

Um dem Handgelenk mehr Gewicht zu geben, wird der Handgelenkscore mit 5 multipliziert. Der **Gesamtscore** beträgt dann **0 – 200**. Diese Multiplikation ist aber ungerechtfertigt, wenn (wie häufig) nur eine Stelle des Handgelenks erosiv ist, die damit 5-mal höher bewertet wird als die gleiche Erosion an einem Fingergelenk.

Modifikation von Rau und Herborn 1995 [16, 17]

In dieser Modifikation, die wir seit Anfang der 80er-Jahre benutzt haben, bleibt die Definition des Grad 1 im Vergleich zur originalen Larsen-Methode unverändert, während die Grade 2 – 5 durch den prozentualen Anteil der zerstörten an der gesamten Gelenkoberfläche definiert werden. Dadurch wurde die Verständlichkeit und Lernbarkeit der Methode deutlich verbessert.

Grad 0 normal
Grad 1 Weichteilschwellung und/oder Gelenkspaltverschmälerung und/oder subchondrale Osteoporose
Grad 2 erosive Destruktion der Gelenkoberfläche < 25 %
Grad 3 Gelenkoberflächendestruktion 26 – 50 %
Grad 4 Gelenkoberflächendestruktion 51 – 75 %
Grad 5 Gelenkoberflächendestruktion > 75 %

Bewertete Gelenke: wie in der ursprünglichen Larsen-Methode.

Modifikation von Scott 1995 [18]

Die Zahl der Schweregrade wird auf 0 – 4 reduziert, der maximale Gesamtscore beträgt 128.

Grad 0 normal
Grad 1a periartikuläre Osteoporose/Gelenkschwellung (falls wesentlich)
Grad 1b Erosionen/Zysten an zwei Stellen < 1 mm breit vorhanden
Grad 2 eine oder mehrere Erosionen mit Unterbrechung des Kortex um > 1 mm
Grad 3 signifikante Erosionen an beiden Gelenkflächen, Teile der Gelenkfläche noch erhalten
Grad 4 Subluxation

Bewertete Gelenke: wie in der ursprünglichen Larsen-Methode.

Zusatzinformation

In den Grad 1 werden kleine Erosionen oder Zysten aufgenommen. Die völlige Destruktion der Gelenkflächen als Definition eines Stadiums ist weggelassen worden. Damit ist eine Differenzierung im Bereich schwerer Veränderungen (Grade 3 – 5 des ursprünglichen Larsen-Scores) nicht mehr möglich. Dazu kommt, dass der höchste Schweregrad, mit einem Scorewert von 4 bewertet, durch Subluxation oder Luxation definiert wird. Die Vermischung von Destruktion und Fehlstellung, die ja ohne Erosionen auftreten kann, ist unglücklich und widerspricht dem Geist des Larsen-Scores.

Modifikation von Edmonds 1999 [19]

Es werden wieder fünf Stadien eingeführt.

Grad 0 normal oder nur degenerative Veränderungen
Grad 1 leichte Gelenkspaltverschmälerung und/oder ausgeprägte periartikuläre Osteoporose und/oder deutliche Weichteilschwellung und/oder Verdacht auf Erosionen/Zysten an zwei Stellen < 1 mm breit
Grad 2 eine oder mehrere Erosionen mit > 2 mm Kortex-Unterbrechung
Grad 3 ausgeprägte Erosionen an beiden Gelenkflächen, Gelenkoberfläche weitgehend erhalten
Grad 4 große Erosionen beidseits, Gelenkfläche nur noch teilweise erhalten und/oder Subluxation
Grad 5 schwere Deformität mit völliger Destruktion der Gelenkflächen und/oder Status nach Operation

Bewertete Gelenke: wie in der ursprünglichen Larsen-Methode.

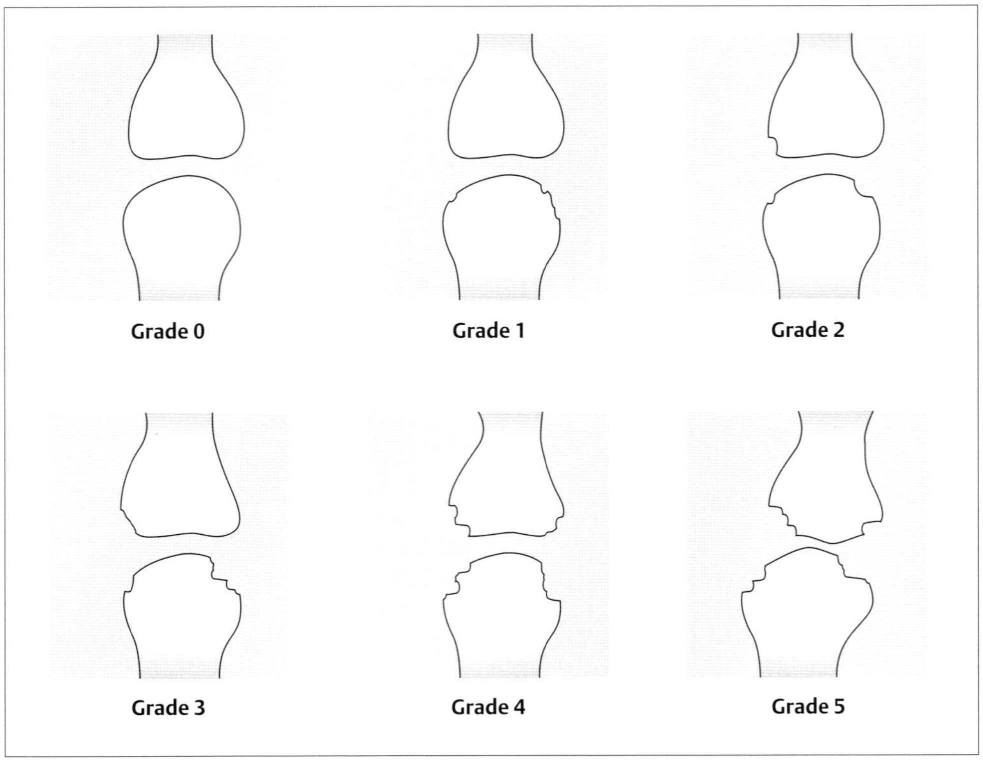

Abb. **1** Schematische Darstellung der Graduierung bzw. Stadieneinteilung in der Larsen-Modifikation für Langzeitstudien [20].

Zusatzinformation

Diese Modifikation nähert sich wieder den ursprünglichen Larsen-Definitionen an. Wie in der Modifikation von Scott ist allerdings die Aufnahme einer Subluxation als eine von zwei möglichen Definitionen des Grad 4 wenig glücklich (siehe oben). Ein operiertes Gelenk als Grad 5 zu klassifizieren, ist häufig irreführend, da Fusionen (z. B. am Handgelenk) oder Resektionen (z. B. an Zehengrundgelenken) oft nicht wegen Gelenkdestruktion, sondern zur Stellungskorrektur an erosiv wenig veränderten Gelenken erfolgen. Durch die Operation wird also der Scorewert ungerechtfertigterweise plötzlich stark erhöht.

Modifikation für Langzeitstudien von Larsen 1995 [20]

Hierbei reagierte Larsen auf die Schwierigkeit, Weichteilschwellung und gelenknahe Osteoporose bei wechselnder Qualität der Röntgenaufnahmen zu bewerten, und definierte deshalb, ähnlich wie Scott [18] und Edmonds [19], den Grad 1 neu: eine oder mehrere Erosionen mit einem Durchmesser < 1 mm oder Gelenkspaltverschmälerung. Man muss allerdings sagen, dass sehr kleine Erosionen bei schlechter Aufnahmequalität (unscharf, zu hart, zu weich) ebenso wie gelenknahe Osteoporose oder Weichteilschwellung nur unsicher erkannt werden können. Grad 2 wird jetzt durch eine oder mehrere kleine Erosionen mit einem Durchmesser > 1 mm definiert. Die Definition der anderen Grade bleibt im Wesentlichen unverändert (Abb. **1**).

Zu bewertende Gelenke: PIP II – V, MCP II – V, vier Quadranten der Handwurzel, MTP II – V (Abb. **2**). Bemerkenswert ist vor allem die Teilung des Handgelenks in vier Quadranten. Daumengrund- und -endgelenk werden nicht bewertet, ebenso wenig das Großzehengrundgelenk. Bei insgesamt 32 Gelenken beträgt der **Gesamtscore 0 – 160**.

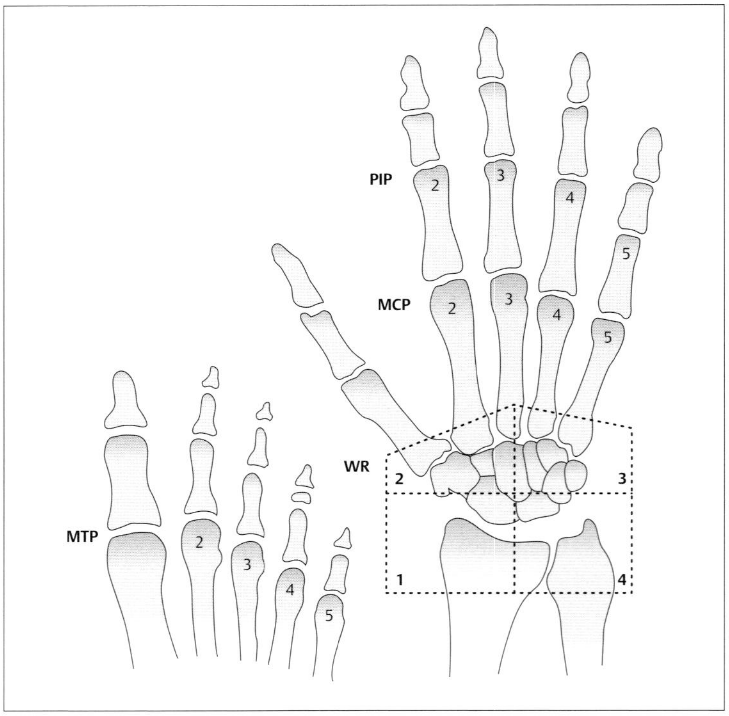

Abb. **2** Gelenke oder Regionen, die in der Modifikation für Langzeitstudien von Larsen [20] gescort werden.

Ratingen Score 1998 [21]

Im Unterschied zur Larsen-Methode und zu ihrer Modifikation durch Rau und Herborn [16], die auch schnell rückbildungsfähige Elemente der Krankheitsaktivität (Schwellung/Osteoporose) enthalten, werden hier nur destruktive Veränderungen am Knochen gewertet. Eine Bewertung der Gelenkspaltverschmälerung erfolgt nicht. Das Handgelenk wird, wie bei der Sharp-Methode, in mehrere Regionen unterteilt.

Grad 0	normales Gelenk
Grad 1	eine oder mehrere Erosionen, < 20% der Gelenkoberfläche sind zerstört
Grad 2	21 – 40% der Gelenkoberfläche zerstört
Grad 3	41 – 60% der Gelenkoberfläche zerstört
Grad 4	61 – 80% der Gelenkoberfläche zerstört
Grad 5	> 80% der Gelenkoberfläche zerstört

Als gesamte Gelenkoberfläche gilt die Oberfläche beider Gelenkenden innerhalb des von der Synovialmembran umschlossenen Gelenkraums.

Folgende Gelenke werden bewertet: PIP II – V, IP I (Daumen), MCP I – V, vier Handgelenksregionen (Naviculare, Lunatum, distaler Radius, distale Ulna), MTP II – V, IP I (Großzehenendgelenk). Bei 38 Gelenken beträgt der Gesamtscore 0 – 190.

Zusatzinformation

Die wichtigste Änderung gegenüber dem Larsen-Score besteht darin, dass nur noch destruktive Veränderungen gewertet werden. Der Vorteil gegenüber dem Sharp-Score sind die mit je 20% der Gelenkoberfläche gleichen Schritte auf der Skala, die eine gute Korrelation zwischen Destruktion und Scorewert über den gesamten Verlauf gewährleisten.
Das Prinzip, einen bestimmten Prozentsatz an destruiertem Knochen zur Grundlage einer Graduierung zu nehmen, wird auch im neu entwickelten **MRT-Score** (MRT = Magnetresonanztomographie) angewendet (sog. RAMRIS = RA MRI-Score) [22]. Die Erosionsstadien werden hier aber nicht in 20%-, sondern in 10%-Abständen unterschieden. Allerdings gibt es neuere Tendenzen, auf 20%-Schritte umzustellen, um keine Pseudogenauigkeit vorzutäuschen. Der wesentliche Unterschied zu einem auf dem Röntgenbild basierenden Score liegt aber darin, dass in der MRT ein Schnittbildverfahren mit sehr dünnen Schnitten vorliegt, das es erlaubt, nicht nur die Größe der zerstörten Oberfläche, sondern auch das abgebaute Knochenvolumen zu schätzen.

3 Methoden mit getrennter Bewertung von Erosionen und Gelenkspaltverschmälerung

Hierbei werden die Gelenke getrennt bezüglich Erosionen und Gelenkspaltverschmälerung bewertet. Der so ermittelte Erosionsscore wird dann mit dem Gelenkspaltverschmälerungsscore zum Gesamtscore addiert.

Sharp 1971 [11]

Ursprünglich wurde der Sharp-Score nur für die Gelenke der Hände entwickelt. Sharp schlug vor, 27 Regionen der Finger- und Handgelenke getrennt auf Erosionen und Gelenkspaltverschmälerung zu scoren [11]. Angewendet wird heute aber nur noch seine Modifikation aus dem Jahr 1985 [23].

Sharp 1985 [23]

Bei dieser Modifikation wurde die Zahl der zu bewertenden Gelenke auf 17 (Erosionen) bzw. 18 (Gelenkspaltverschmälerung) an jeder Hand reduziert. Die Erosionen werden unabhängig von ihrer Größe gezählt. Bei schwer abgrenzbaren Erosionen (z. B. ineinander übergehende Usuren) soll auch der Anteil der Gelenkoberfläche (ohne genaue Anweisung) berücksichtigt werden. Der höchste Grad 5 ist bei 5 Erosionen erreicht oder aber, wenn mindestens die Hälfte einer der beiden Gelenkflächen destruiert ist.

Erosionsscore*		**Gelenkspaltverschmälerungsscore****	
Grad 0	keine Erosionen	*0*	normal
Grad 1	1 Erosion	*1*	fokale Gelenkspaltverschmälerung
Grad 2	2 Erosionen	*2*	diffuse Gelenkspaltverschmälerung < 50%
Grad 3	3 Erosionen	*3*	diffuse Gelenkspaltverschmälerung > 50%
Grad 4	4 Erosionen	*4*	Ankylose
Grad 5	> 4 Erosionen oder > 50% der Oberfläche einer der beiden artikulierenden Gelenkflächen zerstört		

Folgende Gelenke werden bewertet:

* Erosionsscore: IP I (Daumen), PIP II – V, MCP I – V, Basis des Metacarpale I, Trapezium, Naviculare, Lunatum, Triquetrum/Pisiforme, distaler Radius, distale Ulna (siehe Abb. **6**, S. 33). Bei insgesamt 34 Gelenken ist der **maximale Erosionsscore** 170 (34 × 5). (Neuerdings wird meist das Triquetrum/Pisiforme wegen Schwierigkeiten bei der Graduierung weggelassen.)

** Gelenkspaltverschmälerungsscore: PIP II – V, IP I (Daumen), MCP I – V, Karpometakarpalgelenke III – V, Trapezionavikulargelenk, Naviculare/Capitatum, Radiokarpalgelenk, Lunatum/Triquetrum, Radioulnargelenk. Bei insgesamt 36 Gelenken ist der maximale **Gelenkspaltverschmälerungsscore 144** (36 × 4).

Subluxationen oder Luxationen werden nicht gewertet.

Der maximale **Gesamtscore der Hände** beträgt **314** (170 + 144).

In den letzten Jahren bewertet Sharp auch 12 Gelenke an den Füßen: MTP I – V und IP I (Großzehenendgelenk). Der Erosionsscore an den Füßen beträgt 0 – 60, der Gelenkspaltverschmälerungsscore 0 – 48.

Der **Gesamtscore für Hände und Füße** beträgt somit jetzt **0 – 422**.

Modified Sharp Score

Sharp hat in den letzten Jahren eine bedeutende Änderung bzw. Ergänzung seiner Methode eingeführt und in mehreren Publikationen [24–26] einen „Modified Sharp Score" mit folgenden Definitionen angegeben:

Erosionsscore		**Gelenkspaltverschmälerungsscore**	
Grad 0	keine Erosionen	*0*	normal
Grad 1	1 Erosion oder Destruktion der Gelenkoberfläche bis 20%	*1*	asymmetrische oder minimale Gelenkspaltverschmälerung (GSV) < 25%
Grad 2	2 Erosionen oder Destruktion der Gelenkoberfläche 21–40%	*2*	diffuse GSV bis zu 65% der ursprünglichen Gelenkspaltweite
Grad 3	3 Erosionen oder Destruktion der Gelenkoberfläche 41–60%	*3*	diffuse GSV um 65–99%
Grad 4	4 Erosionen oder Destruktion der Gelenkoberfläche 61–80%	*4*	Fehlen eines Gelenkspalts, anzunehmende Ankylose
Grad 5	5 Erosionen oder Destruktion der Gelenkoberfläche > 80%		

Die Zahl der zu bewertenden Gelenke und der maximale Score bleiben gegenüber der Originalmethode unverändert.

Sharp empfiehlt, bei gut abgrenzbaren Erosionen deren Zahl zur Grundlage des Scores heranzuziehen, bei weniger gut abgrenzbaren Erosionen (was häufig der Fall ist) die betroffene Fläche zu berücksichtigen.

Zusatzinformation

Sharp hat damit die Regeln des Ratingen-Scores exakt übernommen, allerdings mit seinem ursprünglichen Vorgehen vermischt. Beide Ansätze sind jedoch nicht miteinander kompatibel. Beispielsweise könnten zwei oder drei kleine, abgrenzbare Erosionen, die im Sharp-Score mit Grad 2 oder 3 bewertet würden, nur eine Oberflächendestruktion < 20% ausmachen und würden damit (im Ratingen-Score) als Grad 1 bewertet. Eine mit einer anderen konfluierende kleine Erosion könnte also zu einer Score-Reduktion führen, obwohl die Destruktionsfläche und damit die Größe der Destruktion zugenommen hat.

Van der Heijde-Modifikation der Sharp-Methode 1989 [27]

Van der Heijde führte als wesentlichen Unterschied zur Sharp-Methode [23] die Mitbewertung der Füße ein. Der Erosionsscore wird seit 1995 gegenüber der Sharp-Methode derart modifiziert, dass eine kleine Erosion als Grad 1 bezeichnet wird, eine längere Erosion als Grad 2 und eine die Mittellinie überschreitende Erosion als Grad 3 (siehe Abb. **7**, S. 42). Die Summe dieser Scorewerte darf an einem Gelenk der Hände niemals 5 [28] überschreiten. An den Füßen dagegen beträgt der maximale Gesamtscore pro Gelenk 10, begründet damit, dass hier häufiger langstreckige Usuren vorkommen. Im Gelenkspaltverschmälerungsscore wird zusätzlich zur jeweiligen Sharp-Definition für Grad 3 die Subluxation und für Grad 4 die Luxation aufgenommen.

Erosionsscore*		**Gelenkspaltverschmälerungsscore****	
Grad 0	normal	*0*	normal
Grad 1	1 kleine Erosion	*1*	fokale Gelenkspaltverschmälerung (GSV)
Grad 2	1 längere oder 2 kleine Erosionen	*2*	diffuse GSV < 50%
Grad 3	1 die Mittellinie überschreitende oder 3 kleine Erosionen oder 1 längere und 1 kleine	*3*	diffuse GSV > 50% oder Subluxation
Grad 4	4 × Grad 1 oder 2 × Grad 2 oder 1 × Grad 3 + 1 × Grad 1	*4*	Ankylose oder Luxation
Grad 5	Summe der Erosionen ≥ 5		

* Erosionsscore: 22 Gelenke einer Körperseite werden bewertet: PIP II–V, IP I (Daumen), MCP I–V, Basis des Metacarpale I, Multangulum, Naviculare, Lunatum, distaler Radius, Ulna, MTP I–V, IP I (Großzehe). Der **maximale Erosionsscore** beträgt **280** (32 × 5 an den Händen, 12 × 10 an den Füßen).

** Gelenkspaltverschmälerungsscore: 21 Gelenke einer Körperseite werden bewertet: PIP II–V, MCP I–V, Karpometakarpalgelenke I–III, Trapezionavikulargelenk, Gelenk zwischen Naviculare/Lunatum und Capitatum, Radiokarpalgelenk, MTP-Gelenke I–V, IP I (Großzehe). Der **maximale Gelenkspaltverschmälerungsscore** beträgt **168** (42 Gelenke × 4).

Der maximale **Gesamtscore** beträgt **448**.

Zusatzinformation

Die Wertung der Zehengelenke von 1–10 erlaubt in fortgeschrittenen Fällen eine stärkere Differenzierung der Veränderungen, führt aber auch zu einer Überbewertung der kleineren Zehengelenke gegenüber den größeren Fingergelenken. An den Fingergelenken werden die sich aus der Summe der Erosionen ergebenden Werte zwischen 5 und 10 auf 5 heruntergekürzt, da der maximale Score 5 nicht überschreiten darf. Veränderungen, die eigentlich über 5 liegen müssten, gehen also nicht mehr in den Score ein. Stärkere Veränderungen, obwohl objektiv gleich, werden an den Zehengelenken demnach höher bewertet als an den Fingergelenken. Die Progression an den Fingergelenken wird also gedeckelt (Ceiling-Effekt).

Genant 1983 [29]

Bei dieser Modifikation der Sharp-Methode werden ebenfalls Erosionen und Gelenkspaltverschmälerung beurteilt, die Definition der Grade ist allerdings allgemeiner gefasst:

Erosionsscore*		Gelenkspaltverschmälerungsscore**	
Grad 0	normal	*0*	normal
Grad 0+	diskrete Veränderungen	*0+*	fraglich oder diskret
Grad 1	leicht	*1*	leicht
Grad 1+	leicht, schlechter	*1+*	leicht, schlechter
Grad 2	mäßig	*2*	mäßig
Grad 2+	mäßig, schlechter	*2+*	mäßig, schlechter
Grad 3	schwer	*3*	schwer
Grad 3+	schwer, schlechter	*3+*	schwer, schlechter
		4	Ankylose oder Dislokation

\+ wird mit 0,5 Punkten bewertet

* Erosionsscore: 14 Gelenke pro Hand (28 Gelenke pro Patient) werden untersucht: IP I, PIP II – V, MCP I – V, CMC I (CMC = carpometacarpal), Scaphoid, distaler Radius, distale Ulna. Der maximale Score beträgt 98 (28 Gelenke × 3,5).

** Gelenkspaltverschmälerungsscore: 13 Gelenke pro Hand (26 pro Patient) werden untersucht: IP I, PIP II – V, MCP I – V, Kombination der CMC III – V, Kombination von Capitatum, Scaphoid, Lunatum und Radiokarpalgelenk. Der maximale Score beträgt 104 (26 Gelenke × 4).

Der **maximale Gesamtscore** beträgt demnach **202**.

Die Methode lässt sich entsprechend auch für die Zehengrundgelenke und das Großzehenendgelenk anwenden.

Zusatzinformation

Die Verminderung der Zahl der Grade von 5 im Sharp-Score auf 3 bzw. 4 im Genant-Score deutet auf eine geringere Differenzierungsmöglichkeit hin. Andererseits ermöglicht es das mit 0,5 Punkten bewertete +, eine Änderung innerhalb eines Scoregrads zu beschreiben: Eine Verschlechterung ist eingetreten, ist aber so gering, dass der nächste Grad (z. B. Anstieg von 2 auf 3) noch nicht erreicht ist. Das Resultat ist eine feinere Abstufung der Schweregrade und damit ein Erfassen auch geringer Veränderungen.

Kaye und Nance 1991 [9]

Die Besonderheit der Methode ist ein Fehlstellungsscore (Malalignment Score) zusätzlich zum Erosions- und Gelenkspaltverschmälerungsscore (Joint Space Narrowing Score). Im Fehlstellungsscore git es die Grade 1 und 3 nicht.

Erosionsscore*		Gelenkspaltverschmälerungsscore**		Fehlstellungsscore***	
Grad 0	normal	*0*	normal	*0*	normal
Grad 2	leichte Veränderung	*2*	leichte Veränderung	*2*	Subluxation
Grad 3	mäßige Veränderung	*3*	mäßige Veränderung		
Grad 4	schwere Veränderung	*4*	schwere Veränderung	*4*	Dislokation
		5	Ankylose		

* Erosionsscore: Folgende Gelenke werden auf einer Seite beurteilt: PIP II – V, MCP I – V, CMC I, III, IV, V, sieben Punkte der Handwurzel. Maximaler Erosionsscore 160 (40 Gelenke × 4).

** Gelenkspaltverschmälerungsscore: Die gleichen Gelenke wie beim Erosionsscore werden beurteilt. Maximaler Gelenkspaltverschmälerungsscore 200 (40 Gelenke × 5).

*** Fehlstellungsscore: Bewertet werden PIP II – V, MCP I – V, fünf Stellen der Handwurzel. Maximaler Fehlstellungsscore 112 (28 Gelenke × 4).

Der **maximale Gesamtscore** beträgt **472**.

Zusatzinformation

Bei dieser Methode werden Erosionen und Gelenkspaltverschmälerung etwas anders definiert als bei Sharp [23] und Genant [29]. Der Grad 1 wird weggelassen. Im Unterschied zur Methode von van der Heijde [27] werden Fehlstellungen nicht in den Gelenkspaltverschmälerungsscore aufgenommen, sondern getrennt bewertet. Unklar ist, ob beispielsweise eine Subluxation sowohl im Fehlstellungsscore als auch bei entsprechender Gelenkspaltverschmälerung im Gelenkspaltverschmälerungsscore auftaucht.

Simple Erosion Narrowing Score (SENS) von van der Heijde 1997 [30]

Bei dieser vereinfachten Scoringmethode werden die gleichen Gelenke bewertet wie in der Sharp/van der Heijde-Methode. Ein Gelenk wird mit 1 bewertet, falls Erosionen an diesem Gelenk vorhanden sind, unabhängig von der Zahl der Erosionen und deren Größe. Ein weiterer Punkt wird für eine Gelenkspaltverschmälerung vergeben, unabhängig von deren Ausmaß. Die Gelenke können somit von 0 – 2 graduiert werden. 44 Gelenke werden bewertet, der maximale Score beträgt also 88.

Zusatzinformation

Da im Prinzip nur festgestellt wird, ob ein Gelenk befallen ist oder nicht, ist ein Anstieg des Scores nur möglich, wenn ein neues Gelenk betroffen wird. Da die Zahl der nicht betroffenen Gelenke im Verlauf rasch geringer wird, hat die Methode einen deutlichen Deckeneffekt und kann Änderungen mit zunehmender Krankheitsdauer immer weniger abbilden.

Eigenschaften der Methoden

Das Röntgenbild bildet die Summe der Veränderungen ab, die zwischen zwei Aufnahmezeitpunkten am Gelenk eingetreten sind, reflektiert somit die kumulative Konsequenz der Synovitis. Die mit Scoringmethoden erhaltenen Zahlenwerte spiegeln den aktuellen Krankheitsstatus und die Progression objektiver wider als das wechselhafte klinische Bild und die sich im Krankheitsverlauf ändernde (relativ bessernde) Selbsteinschätzung des Patienten. Die Bewertung der röntgenologischen Veränderungen bleibt aber subjektiv mit deutlichen interindividuellen Unterschieden, auch wenn die Präzision der Methoden bei Befundung durch unterschiedliche Untersucher mit Intraclass-Korrelationskoeffizienten > 0,9 sehr gut erscheint (siehe unten).

Die Scoringmethoden erfassen im eindimensionalen Röntgenbild überwiegend randständige Defekte, an der Volar- oder Dorsalseite gelegene gar nicht oder allenfalls als „Zysten". Durch Überlagerung, z. B. am Handgelenk oder bei Fehlstellungen, können auch randständige Usuren verdeckt werden. Mittels Schnittbildverfahren wie der Computertomographie (CT) oder Magnetresonanztomographie (MRT) können mehr Erosionen sichtbar gemacht werden.

Das nur langsame Auftreten und Fortschreiten von Destruktionen sowie die schlechte Erfassbarkeit kleinster Defekte bedingen eine geringe Änderungssensitivität. Änderungen im Röntgenbild spiegeln die Krankheitsaktivität erst mit einer Zeitverzögerung von 6 – 12 Monaten wider. Eine Hemmung der Destruktion unter Behandlung im Vergleich mit anderen Therapien (z. B. auch Plazebo) kann meist erst nach 6 Monaten festgestellt werden. Eine neuere Untersuchung fand signifikante Unterschiede zwischen zwei Therapiearmen jedoch schon nach 3 Monaten (31a). In den meisten der bisherigen Studien zeigt die Mehrzahl der Patienten (70% und mehr) keine Score-Änderung. Die dadurch erforderliche große Patientenzahl ließe sich reduzieren und die Diskriminierung zwischen unterschiedlichen Behandlungsmethoden verbessern, wenn nur Patienten mit großem Progressionspotenzial (hohe Krankheitsaktivität, Seropositivität, Früherosivität) in Studien aufgenommen würden.

Die metrischen Eigenschaften der Scoringmethoden sind unzureichend. Bei den meisten Methoden ist die Änderungssensitivität im Frühstadium der Erkrankung deutlich größer als in späteren Krankheitsphasen, da die Intervalle (Schritte) auf der Scoringskala kleiner sind. Dies führt zu einer Überschätzung des Ausmaßes früher Veränderungen und zu einer vermeintlich stärkeren Progression in der Frühphase der Erkrankung. So führt das Zählen einzelner Erosionen unabhängig von ihrer Größe in der Sharp-Methode zu einem schnellen Scoreanstieg, während eine Vergrößerung bereits existierender Erosionen, die in späteren Phasen häufiger ist, nicht bewertet wird. Im Larsen-Score repräsentiert eine kleine Erosion (Grad 2) bereits 40% des maximal möglichen Scores. Im Sharp-System entsprechen vier kleine Erosionen (Grad 4) bereits 80% des maximal möglichen Scores; eine 50%ige Destruktion einer der beiden Gelenkflächen ergibt bereits den Höchstscore von 5, d. h. eine weitere Destruktion kann nicht beschrieben werden. Bei der van der Heijde-Modifikation werden die Erosionen je nach Größe von Grad 1 – 3 bewertet, die Summe der Erosionen an einem Gelenk kann so 7 oder 8 erreichen. Da der höchste Scorewert in einem Gelenk aber 5 nicht überschreiten darf, wird die Änderungssensitivität in späteren Krankheitsphasen wiederum reduziert.

Im Ratingen-Score sind die Skalenschritte mit jeweils 20%iger Zunahme der Destruktion der Gelenkoberfläche gleich, sodass tatsächliche Destruktion und Scorewert über den gesamten Krankheitsverlauf gleich bleibend miteinander korrelieren. Die Änderungssensitivität in der Frühphase ist dafür im Vergleich zum Sharp-Score geringer, da der Schritt von Grad 1 nach 2 erst vollzogen werden kann, wenn > 20% der Gelenkoberfläche destruiert sind.

Der Grad 1 im Larsen-Score (Gelenkschwellung, gelenknahe Osteoporose) ist im Röntgenbild schwer zu erfassen und erhöht damit die Intra- und Interuntersucher-Varianz. Die Besserung der Schwellung im Rahmen abnehmender Krankheitsaktivität und die Zunahme der knöchernen Destruktion können sich gegenseitig teilweise aufheben und die Änderungssensitivität des Larsen-Scores beeinträchtigen.

Für das Scoren gilt allgemein, dass Änderungen bei bereits stark destruierten Gelenken deutlich schwerer festzustellen und zu quantifizieren sind als Änderungen in der Frühphase.

Da sich Knorpel im Röntgenbild nicht darstellt, wird die Gelenkspaltverschmälerung als Indikator einer Knorpeldestruktion betrachtet. Eine Gelenkspaltverschmälerung kann aber durch unkorrekte Lagerung infolge von Gelenkschwellung, Kontrakturen, Überdehnung der Gelenkkapsel, Subluxationen oder Luxationen vorgetäuscht werden. Subluxation und Luxation werden von Sharp nicht berücksichtigt, erhalten aber bei van der Heijde die höchsten Grade (3 und 4) im Gelenkspaltverschmälerungsscore. Damit werden Knorpeldestruktion und Gelenkfehlstellung (Kapsel- und Bandlaxizität) in den gleichen Topf geworfen. Der Gelenkspaltverschmälerungsscore diskriminiert oft schlechter zwischen zwei Therapien als der Erosionsscore [31 – 33].

Das bis vor Kurzem gültige Dogma, dass Erosionen prinzipiell nicht heilen können, führte beim Scoren dazu, dass eine einmal (auch fälschlich) gesehene Erosion weiter gezählt wurde, auch wenn sie nicht mehr sichtbar war („once an erosion, always an erosion"). Eine Änderung war also immer nur im Sinne einer Verschlechterung feststellbar mit folglicher Überschätzung der Progression. Beim Lesen in unbekannter Reihenfolge wurden überraschenderweise Scorereduktionen beschrieben [32 – 34]. Mit den bisherigen Scoringmethoden ist allerdings eine Scorereduktion, d. h. eine Besserung, nur dann beschreibbar, wenn eine Usur durch neu gebildeten Knochen so stark verkleinert wird, dass sich der Score reduziert. Bei weitgehend unveränderter Größe einer Läsion erhält eine „aktive" Erosion den gleichen Scorewert wie eine inaktive, abgeheilte Usur.

Validierung der Methoden

Zur Messung der Gelenkdestruktion gibt es keinen externen Goldstandard, mit dem die Ergebnisse der semiquantitativen Scoringmethoden verglichen werden könnten. Daher erfolgt die Beurteilung ihrer Zuverlässigkeit (Reliabilität) und Gültigkeit (Validität) im Wesentlichen durch Vergleich von Werten, die vom gleichen Untersucher wiederholt oder von verschiedenen Untersuchern erhoben wurden. Für alle Methoden ergab sich dabei eine gute Assoziation mit Korrelationskoeffizienten > 0,9. Der Korrelationskoeffizient hängt sehr stark von Extremwerten ab [35] und ist nach Bland und Altman [36] nicht wirklich ein Maß der Übereinstimmung. Besser geeignet ist die Varianzanalyse (Analysis of Variance – ANOVA), die den Grad der Veränderung (Progression) zur Fehlerbreite der Methode in Beziehung setzt: Die Standardabweichung (SD) der Veränderung wird dabei durch die SD des Untersuchers bei wiederholter Befundung (Wiederholbarkeit) oder die SD mehrerer Untersucher (Übereinstimmung) geteilt. Je höher der Quotient > 1 liegt, desto eher ist die gemessene Änderung real und nicht durch Messfehler vorgetäuscht.

Durch Multiplikation der SD mit 2,8 lässt sich der kleinste messbare Unterschied (smallest detectable difference = SDD) ermitteln. Er ist ein Maß für die Messempfindlichkeit (sensitivity to change) und damit ein wichtiges Qualitätsmerkmal [37].

Neuerdings wird anstelle der SDD die „smallest detectable change" (SDC) empfohlen. Dabei wird nicht der Messfehler bewertet, der ent-

Tabelle **2** Wiederholbarkeit, Präzision und Zeitbedarf verschiedener Scoringmethoden (nach [42])

Methode	Wiederholbarkeit	Präzision (SDC)	Zeitbedarf (min)
Van-der-Heijde-Score			
– alle Untersucher	2,8	2,9%	22,22
– bester/schlechtester Untersucher	3,8/1,8	2,1%/3,7%	11,13/44,55
Larsen-Score			
– alle Untersucher	2,7	3,5%	9,88
– bester/schlechtester Untersucher	3,3/2,3	2,4%/4,6%	5,54/15,75
Ratingen-Score			
– alle Untersucher	2,6	3,3%	9,01
– bester/schlechtester Untersucher	3,2/2,2	2,6%/3,8%	6,90/12,93

Wiederholbarkeit: Quotient Standardabweichung der Befunde/Standardabweichung der Untersucher bei wiederholter Messung
Präzision: Standardabweichung der Untersucher bei wiederholter Messung × 2,8; Ergebnisse standardisiert auf den Prozentsatz des maximalen Scorewertes (SDC = smallest detectable change)
Zeitbedarf: durchschnittlicher Zeitbedarf für die Befundung einer Serie von 7 aufeinanderfolgenden Bildern von Händen und Füßen in Minuten

steht, wenn der gleiche Untersucher ein Röntgenbild geblindet mehrfach oder mehrere Untersucher das gleiche Röntgenbild unabhängig voneinander befunden. Vielmehr wird die Fehlerbreite der Änderung (change) des Scorewertes beim paarweisen Scoren von Verlaufsbildern zugrunde gelegt. Verständlicherweise sollte die Fehlerbreite der Änderung beim paarweisen Lesen (SDC) deutlich kleiner sein als die Fehlerbreite der Differenz der absoluten Werte beim unabhängigen Lesen zweier Röntgenbilder (SDD); d. h. die SDC ist kleiner als die SDD. Alle Änderungen, die größer sind als die SDC, werden als zuverlässig bzw. „real“ betrachtet. Damit hat sich durch die Einführung der SDC die Zahl der Patienten mit realer Änderung gegenüber der durch Kalkulation des SDD ermittelten Zahl deutlich erhöht [38].

Für den Larsen-Score wurde anhand von im Abstand eines Jahres aufgenommenen Röntgenbildern die SDD für den gleichen Untersucher mit 3,8% des maximalen Scores, für mehrere Untersucher mit 5,2% des maximalen Scores bestimmt [39]. Für den Sharp Score ergab sich bei im Abstand von 1½ Jahren aufgenommenen Röntgenbildern ein SDD von 10,1% des maximalen Scores [40].

Sharp et al. [41] analysierten sechs Datenbasen, bei denen Röntgenbilder von zwei oder mehr Untersuchern gescort worden waren. Elf verschiedene Untersucher waren beteiligt. Die Variabilität unter den Untersuchern war größer als aufgrund früherer Studien erwartet. Die mittlere Intrareader-SDD betrug 24,4 Scoreeinheiten für die Sharp-Methode und 9,0 für die Larsen-Methode. Die sogenannte normalisierte SDD (NSDD – Skala 0 – 100) betrug 10,1 für die Sharp-Methode und 8,0 für die Larsen-Methode.

In Ratingen wurde von sechs erfahrenen Untersuchern – J. Sharp, A. Larsen, D. van der Heijde, M. Wijnands, G. Herborn, S. Wassenberg – ein Vergleich der Methoden von Sharp und Larsen und ein Jahr später ein Vergleich dieser Methoden mit dem Ratingen-Score vorgenommen. Der Vergleich erfolgte anhand von Röntgenbildern der Hände und Füße von 30 Patienten (leichtere und schwere Verläufe) mit 7 Messzeitpunkten über 5 bzw. 10 Jahre [42]. Dabei waren Wiederholbarkeit und Präzision der Methoden vergleichbar, der Zeitbedarf beim Sharp/van-der-Heijde-Score aber mehr als doppelt so groß (Tab. **2**). Der Ratingen-Score war insofern etwas benachteiligt, als er hier direkt nach seiner Entwicklung erstmals angewandt wurde.

Anwendung der Scoringmethoden

Die Anwendung von Scoringmethoden zur Auswertung von Röntgenbildern ist indiziert bei allen Basistherapiestudien über einen Zeitraum von einem Jahr oder länger. Eine einfach anzuwendende Methode wie der Ratingen Score kann und sollte auch im klinischen Alltag benutzt werden. Die Dokumentation mehrerer Zeitpunkte auf einem Dokumentationsbogen veranschaulicht Befund und Verlauf besser als die üblichen wortreichen Beschreibungen und spart Zeit beim Befunden wie auch beim Veranschaulichen und Beurteilen der Befunde. Beispiele sind im Bildteil auf den Seiten 63 – 66 dargestellt.

Die Anwendung der Scoringmethoden hat wesentliche Erkenntnisse über den Verlauf der RA und seine Beeinflussung durch die Therapie gebracht. So konnte u. a. eine Abnahme der Progressionsrate unter Methotrexat (MTX) im Vergleich zur Vorbehandlung [43, 44] sowie bei längerer Beobachtung und 6 – 12-monatigen Röntgenkontrollen unter Basistherapie eine zunehmende Verlangsamung der Progression beobachtet werden [45 – 48]. Auch im Vergleich mit anderen Basistherapeutika konnte die krankheitsmodifizierende Wirksamkeit von MTX und anderen Substanzen bewiesen werden. Im Vergleich zu Azathioprin wirkte MTX deutlich stärker progressionshemmend [49], im Vergleich zum parenteralen Gold nur geringfügig schwächer [46, 47]. Die zuvor lediglich als symptomatisch wirksam geltenden Kortikosteroide wurden ebenfalls als krankheitsmodifizierend erkannt [31, 34, 50, 51]. Der Vergleich von MTX mit Biologika ergab eine stärkere Progressionshemmung durch TNF-α-Inhibition als durch MTX, auch wenn die klinische Aktivitätsminderung vergleichbar war [25, 48, 52]. Dieser erstaunliche Befund zeigt, dass die TNF-α-Inhibition den strukturellen Schaden nicht nur über die Aktivitätsminderung der Erkrankung, sondern auch direkt über eine Hemmung der Osteoklasten bewirkt. Die Kombination mit MTX blockierte die Progression signifikant stärker als die Monotherapie [25]. Noch erstaunlicher war die Tatsache, dass sich in einer Studie der mittlere Änderungsscore samt Vertrauensbereich negativ entwickelte als eindeutiger Hinweis auf Reparatur bzw. Heilung von Erosionen [53].

Dokumentation der Befunde und deren Publikation

Die Dokumentation der Scorewerte für jedes einzelne Gelenk und jeden Zeitpunkt kann auf entsprechenden Formblättern oder in elektronischen Tabellen erfolgen. Statistisch ausgewertet werden können die Daten für Patientengruppen, einzelne Patienten, Gelenkgruppen oder einzelne Gelenke. Bei Publikationen von Studienergebnissen müssen neben den üblichen demografischen Daten die in Tabelle **3** aufgeführten Daten angegeben werden.

Gebräuchlich ist die Angabe aller Daten in den originären Scorewerten. Diese sind häufig schwer interpretierbar, da die maximalen Scorewerte zwischen 160 und 432 schwanken können und auch beim gleichen Score durch zahlreiche Abweichungen variieren. Durch Angabe der Scorewerte in % des maximal möglichen Scores („normalisierte" Skala von 0 – 100) können Daten verglichen werden, die mit unterschiedlichen Methoden oder Modifikationen erhoben wurden. Alle Röntgenbilder (auch die von Abbrechern) sollten zu den vorgeschriebenen Zeitpunkten angefertigt werden. Die Methode des „last value carried forward" würde Abbrecher wegen der (noch) geringen Progression begünstigen.

Die Einführung des „Probability Plots" [54] hat die Berichterstattung und Interpretation von Studienergebnissen erheblich verbessert. Bei dieser Methode werden die Scoreänderungen aller einzelnen Patienten übersichtlich auf einer Kurve aufgetragen. Dadurch wird erkennbar, bei wie vielen Patienten Änderungen – Besserung oder Verschlechterung – in welchem Ausmaß eingetreten sind. Dies ermöglicht ein besseres Verstehen der Studienresultate als die deskriptiven Statistiken [55].

Tabelle **3** Anzugebende Daten bei Publikationen

- Zahl der Patienten mit Erosionen bei Therapiebeginn
- Zahl der Patienten mit Röntgenbildern im Verlauf
- Mittel- und Medianwerte mit SD oder Konfidenzintervall im Verlauf
- Zahl der Patienten mit Progression > SDC (bzw. SDD)
- Zahl der Patienten mit Rückgang des Scores
- Publikation in Score-Einheiten oder (besser) % des maximal möglichen Scores

SDC = smallest detectable change, SDD = smallest detectable difference

Literatur

1 Brower AC. Use of the radiograph to measure the course of rheumatoid arthritis: the gold standard versus fool's good. Arthritis Rheum. 1990; 33: 316 – 24.

2 Arnett FC, Edworthy SM, Bloch DA, McShane DJ, Fries JF et al. The American Rheumatism Association 1987 revised criteria for the classification of rheumatoid arthritis. Arthritis Rheum. 1988; 31: 315 – 24.

3 van Leeuwen MA, van Rijswijk MH, van der Heijde DMFM, te Meerman GJ et al. The acute phase response in relation to radiographic progression in early rheumatoid arthritis: a prospective study during the first three years of treatment. Br J Rheumatol. 1993; 329 (Suppl. 3): 9 – 13.

4 Listing J, Rau R, Müller B, Alten R et al. HLA-DRB1 genes, rheumatoid factor and elevated CRP: independent risk factors of radiographic progression in early RA. J Rheumatol. 2000; 27: 2100 – 109.

5 Scott DL, Pugner K, Kaarela K et al. The links between joint damage and disability in rheumatoid arthritis. Rheumatology. 2000; 39: 122 – 32.

6 Deutsche Gesellschaft für Rheumatologie: Bildgebende Verfahren in der Rheumatologie. Darmstadt: Steinkopff; 2007.

7 Resnick D, Niwayama G. Rheumatoid arthritis and the seronegative spondylarthropathies: radiographic and pathologic concepts. In: Resnick D, Niwayama G. Diagnosis of Bone and Joint Disorders, Vol. 2. Philadelphia, PA: W. B. Saunders Company; 1998.

8 Sharp JT, Gardner JC, Bennett EM. Computer-based methods for measuring joint space and estimating erosion volume in the finger and wrist joints of patients with rheumatoid arthritis. Arthritis Rheum. 2000; 43: 1378 – 86.

9 Kaye JJ. Radiographic methods of assessment (scoring) of rheumatic disease. Rheum Dis Clin North America. 1991; 17: 457 – 69.

10 van der Heijde DM. How to read radiographs according to the Sharp/ van der Heijde method. J Rheum. 1999; 26: 743 – 5.

11 Sharp JT, Lidsky MD, Collins LC, Moreland J. Methods of scoring the progression of radiologic changes in rheumatoid arthritis. Arthritis Rheum. 1971; 14: 706 – 20.

12 Steinbrocker O, Traeger CH, Batterman RT. Therapeutic criteria in rheumatoid arthritis. JAMA. 1949; 140: 659 – 62.

13 Kellgren HJ. Radiological signs of rheumatoid arthritis. A study of observer differences in the reading of hand films. Ann Rheum Dis. 1956; 15: 55 – 60.

14 Larsen A, Dale K, Eek M. Radiographic evaluation of rheumatoid arthritis and related conditions by standard reference films. Acta Radiol Diagn. 1977; 18: 481 – 91.

15 Larsen A, Thoen J. Hand radiography of 200 patients with rheumatoid arthritis repeated after an interval of one year. Scand J Rheum. 1987; 16: 395 – 401.

16 Rau R, Herborn G. A modified version of Larsen's scoring method to assess radiologic changes in rheumatoid arthritis. J Rheumatol. 1995; 22: 1976 – 82.

17 Rau R, Herborn G, Karger T, Menninger H et al. A double blind randomized parallel trial of intramuscular methotrexate and gold sodium thiomalate in early erosive rheumatoid arthritis. J Rheumatol. 1991; 18: 328 – 33.

18 Scott D, Houssien D, Laasonen L. Proposed modification to Larsen's scoring method for hand and wrist radiographs. Br J Rheumatol. 1995; 34: 56.

19 Edmonds J, Saudan A, Lassere M, Scott D. Introduction to reading radiographs by the Scott modification of the Larsen method. J Rheumatol. 1999; 26: 740 – 42.

20 Larsen A. How to apply Larsen score in evaluating radiographs of rheumatoid arthritis in longterm studies? J Rheumatol. 1995; 22: 1974 – 5.

21 Rau R, Wassenberg S, Herborn G, Stucki G, Gebler A. A new method of scoring radiographic change in rheumatoid arthritis. J Rheumatol. 1998; 25: 2094 – 107.

22 Øestergaard M, Peterfy C, Canaghan P, McQuenn F et al. OMERACT rheumatoid arthritis magnetic resonance imaging studies. Core set of MRI acquisitions, joint pathology definitions, and the OMERACT RA-MRI scoring system. J Rheumatol. 2003; 30: 1385 – 6.

23 Sharp JT, Young DY, Bluhm GB, Brook A, Brower AC et al. How many joints in the hands and wrists should be included in a score of radiologic abnormalities used to assess rheumatoid arthritis? Arthritis Rheum. 1985; 28: 1326 – 35.

[24] Keystone EC, Kavanaugh AF, Sharp JT, Tannenbaum H et al. Radiographic, clinical and functional outcomes of treatment with adalimumab in patients with active rheumatoid arthritis receiving concomitant methotrexate therapy: a randomized, placebo-controlled, 52-week trial. Arthritis Rheum. 2004; 50: 1400 – 11.

[25] Breedfeld F, Weisman M, Kavanaugh A, Cohen B et al. The PREMIER study. A multicenter, randomized, double blind clinical trial of combination therapy with adalimumab plus methotrexate versus methotrexate alone or adalimumab alone in patients with early, aggressive rheumatoid arthritis who had not had previous methotrexate treatment. Arthritis Rheum 2006; 54: 26 – 37.

[26] SONORA Studie – noch nicht publiziert.

[27] van der Heijde DMFM, van Riel PL, Nuver-Zwart HH et al. Effects of hydroxychloroquine and sulfasalazine on progression of joint damage in rheumatoid arthritis. Lancet. 1989; 1: 1036 – 8.

[28] van der Heijde DMFM. Plain X-rays in rheumatoid arthritis: overview of scoring methods, their reliability and applicability. Bailliere's Clinical Rheumatology. 1996; 10: 435 – 53.

[29] Genant HK. Methods of assessing radiographic change in rheumatoid arthritis. Am J Med. 1983; 75: 35 – 47.

[30] van der Heijde DMFM, Dankert T, Nieman F, Rau R, Boers M. Reliability and sensitivity to change of a simplification of the Sharp/van der Heijde radiological assessment in rheumatoid arthritis. Rheumalogy (Oxford). 1999; 38: 941 – 7.

[31] Boers M, Verhoeven AC, Markusse HM, van de Laar MAFJ, Westhovens R et al. Randomised comparison of combined step-down prednisolone, methotrexate and sulfasalazine with sulfasalazine in early rheumatoid arthritis. Lancet. 1997; 350: 309 – 18.

[31a] Bruynesteyn K, Landewé R, van der Linden S, van der Heijde D. Radiography as primary outcome in rheumatoid arthritis: acceptable sample sizes for trials with 3 months' follow-up. Ann Rheum Dis 2004; 63 (11): 1413 - 1418.

[32] Lipsky PE, van der Heijde DMFM, St. Clair EW et al. Infliximab and methotrexate in the treatment of rheumatoid arthritis. N Engl J Med. 2000; 343: 1594 – 602.

[33] Bathon JM, Martin RW, Fleischmann RM et al. A comparison of etanercept and methotrexate in patients with early rheumatoid arthritis. N Engl J Med. 2000; 343: 1586 – 93.

[34] Rau R, Wassenberg S, Zeidler H. Low dose prednisolone therapy (LDPT) retards radiographically detectable destruction in early rheumatoid arthritis – Preliminary results of a multicenter, randomized, parallel, double-blind study. Z Rheumatol. 2000; 59 (Suppl. 2): 90 – 6.

[35] Rückmann A, Ehle B, Trampisch HJ. How to evaluate measuring methods in the case of non-defined external validity. J Rheumatol. 1995; 22: 1998 – 2000.

[36] Bland JM, Altman DD. Statistical methods for assessing agreement between two methods of clinical measurement. Lancet. 1986; 1: 307 – 10.

[37] Bland JM. An introduction to medical statistics. Oxford: Oxford University Press; 1987.

[38] Bruynesteyn K, Boers M, Kostense P, van der Linden S et al. Deciding on progression of joint damage in paired films of individual patients: smallest detectable difference or change. Ann Rheum Dis. 2005; 64: 179 – 82.

[39] O'Sullivan MM, Lewis PA, Newcombe RG et al. Precision of Larsen grading of radiographs in assessing progression of rheumatoid arthritis in individual patients. Ann Rheum Dis. 1990; 49: 286 – 9.

[40] Salaffi F, Carotti M. Observer variation in quantitative analysis of hand radiographs in rheumatoid arthritis: Comparison of 3 different reading procedures. J Rheum. 1997; 24: 2055 – 56.

[41] Sharp JT, Wolfe F, Lassere M, Boers M, van der Heijde D, Larsen A et al. Variability of precision in scoring radiographic abnormalities in rheumatoid arthritis by experienced readers. J Rheumatol. 2004; 31: 1062 – 72.

[42] Perschel WT, Herborn G, Wassenberg S, Rückmann A, Freitag G, Trampisch HJ. Bericht an das BMFT: Vergleich konventioneller Scoring Methoden und Entwicklung einer neuen Methode. 1994.

[43] Reykdal S, Steinsson K, Sigurjonsson K, Brekkan A. Methotrexate treatment of rheumatoid arthritis: effects on radiological progression. Scand J Rheumatol. 1989; 18: 221 – 6.

[44] Rau R, Herborn G, Karger T, Werdier D. Retardation of radiologic progression in rheumatoid arthritis with methotrexate therapy. Arthritis Rheum. 1991; 10: 1236 – 44.

[45] van der Heijde DMFM, van Leeuwen MA, van Riel PLCM, Koster AM et al. Biannual radiographic assessments of hands and feet in a three-year prospective follow-up of patients with early rheumatoid arthritis. Arthritis Rheum. 1992; 35: 26 – 34.

[46] Rau R, Herborn G, Menninger H, Sangha O. Progression in early erosive rheumatoid arthritis: 12 month results from a randomized controlled trial comparing methotrexate and gold sodium thiomalate. Br J Rheumatol. 1998; 37: 1220 – 6.

[47] Rau R, Herborn G, Menninger H, Sangha O. Radiographic outcome after three years of patients with early erosive rheumatoid arthritis treated with intramuscular methotrexate or parenteral gold. Extension of a one-year double-blind study in 174 patients. Rheumatology. 2002; 41: 196 – 204

[48] Bathon JM, Martin RW, Fleischmann RM, Tesser JR et al. A comparison of etanercept and methotrexate in patients with early rheumatoid arthritis. N Engl J Med. 2000; 343: 1586 – 93.

[49] Jeurissen MEC, Boerbooms AMT, van de Putte L et al. Methotrexate versus azathioprine in the treatment of rheumatoid arthritis. A forty-eight week randomized, double blind trial. Arthritis Rheum. 1991; 34: 951 – 60.

[50] Kirwan JR. The effect of glucocorticoids on joint destruction in rheumatoid arthritis. The Arthritis and Rheumatism Council Low-Dose Glucocorticoid Study Group. N Engl J Med. 1995; 333: 142 – 6.

[51] Wassenberg S, Rau R, Steinfeld P et al. Very low-dose prednisolone in early rheumatoid arthritis retards radiographic progression over two years: a multicenter, double-blind, placebo-controlled trial. Arthritis Rheum. 2005; 52: 3371 – 80.

[52] Genovese M, Bathon J, Martin R, Fleischmann RM et al. Etanercept versus methotrexate in patients with early rheumatoid arthritis. Two-year radiographic and clinical outcomes. Arthritis Rheum. 2002; 45: 1443 – 50.

[53] Klareskog L, van der Heijde D, de Jagger JP, Gough A et al. TEMPO (Trial of Etanercept and Methotrexate with Radiographic Patient Outcomes) study investigators. Therapeutic effect of the combination of etanercept and methotrexate compared with each treatment alone in patients with rheumatoid arthritis: double blind randomised controlled trial. Lancet. 2004; 363: 675 – 81.

[54] Landewe R, van der Heijde D. Radiographic progression depicted by probability plots presenting data with optimal use of individual values. Arthritis Rheum. 2004; 50: 699 – 706.

[55] van der Heijde D, Landewe R, Klareskog L, Rodriguez-Valverde V et al. Presentation and analysis of data on radiographic outcome in clinical trials. Arthritis Rheum 2005; 52: 49 – 60.

Einleitung

Im Bildteil des Atlas sollen vier Scoringmethoden dargestellt werden: der Ratingen-Score, der Larsen-Score, der Sharp-Score und die van der Heijde-Modifikation des Sharp-Scores. Da es sich um einen deutschen Atlas handelt, wird der Ratingen-Score zuerst besprochen. Von den zu untersuchenden Finger- bzw. Zehengelenken – proximale Interphalangeal-(PIP-)Gelenke, Metakarpophalangeal-(MCP-)Gelenke und Metatarsophalangeal-(MTP-)Gelenke – werden für jeden Schweregrad zwei Beispiele gezeigt, die möglichst unterschiedliche Ausprägungen eines der Grade 0 – 5 darstellen sollen. Damit können alle Grade in ausreichender Größe jeweils auf einer Doppelseite untergebracht werden. Die Abbildungen sind nach Möglichkeit so angeordnet, dass alle Schweregrade einer Scoringmethode am aufgeschlagenen Atlas gleichzeitig betrachtet werden können. Auf die urspünglich angebrachten, auf Läsionen verweisenden Pfeile, wurde wieder verzichtet, um die Bilder nicht zu überfrachten.

Abweichend von den Fingergelenken wird vom Handgelenk wegen seiner Größe nur je eine Abbildung gezeigt. Eine einheitliche Bewertung bzw. Gradeinteilung für das gesamte Handgelenk gibt es nur beim Larsen-Score. Bei den übrigen Methoden wird das Handgelenk jeweils in mehrere kleine Gelenke unterteilt, die sich natürlich in unterschiedlichen Schweregraden befinden können. Deshalb erfolgt hier im Atlas keine Graduierung des gesamten Handgelenks nach Graden, sondern lediglich eine Einteilung nach der Schwere der Veränderungen von „sehr gering“ bis „sehr stark“.

Ein Teil der Bilder wird bei mehreren Scoringmethoden wiedergegeben, sodass der Leser die unterschiedlichen Bewertungen in den verschiedenen Systemen vergleichen kann. Deswegen wird unter der jeweiligen Bildlegende angegeben, ob und wo die gleiche Abbildung bei anderen Scoringmethoden zu finden ist. In der Bildlegende sind jeweils Patienteninitialen, Gelenk und Aufnahmejahr angegeben.

Einführung in den Ratingen-Score

Der Ratingen-Score bewertet lediglich den prozentualen Anteil der destruierten Oberfläche an der Gesamtoberfläche des Gelenks, unabhängig davon, ob eine oder mehrere Erosionen zu dieser Gesamtdestruktionsfläche beitragen. Am Handgelenk werden nur die vier änderungssensitivsten und am häufigsten betroffenen Gelenkabschnitte berücksichtigt.

Grad 0	normales Gelenk
Grad 1	eine oder mehrere Erosionen, < 20 % der Gelenkoberfläche sind zerstört
Grad 2	21 – 40 % der Gelenkoberfläche zerstört
Grad 3	41 – 60 % der Gelenkoberfläche zerstört
Grad 4	61 – 80 % der Gelenkoberfläche zerstört
Grad 5	> 80 % der Gelenkoberfläche zerstört

Folgende Gelenke werden bewertet: PIP II – V, IP I (Daumen), MCP I – V, vier Regionen des Handgelenks (Naviculare, Lunatum, distaler Radius, distale Ulna), MTP II – V, IP I (Großzehenendgelenk). Bei 38 Gelenken beträgt der maximale Score 190 (38 × 5).

Die verschiedenen Destruktionsgrade werden in Abb. **3 a** schematisch dargestellt.

Zur Erleichterung der Abschätzung der destruierten Gelenkfläche kann die proximale Gelenkfläche gedanklich in drei, die distale Gelenkfläche in zwei Abschnitte unterteilt werden, die jeweils etwa 20 % der Gelenkoberfläche entsprechen (siehe Abb. **3 b**). Diese Abbildung bedeutet nicht, dass eine Erosion in einem 20 %-Abschnitt als 20 % gewertet wird! Diese Abschnitte sollen nur andeuten, wie groß etwa ein 20 %-Abschnitt der Gesamtgelenkoberfläche ist. Entscheidend ist die gesamte erosiv destruierte Gelenkoberfläche.

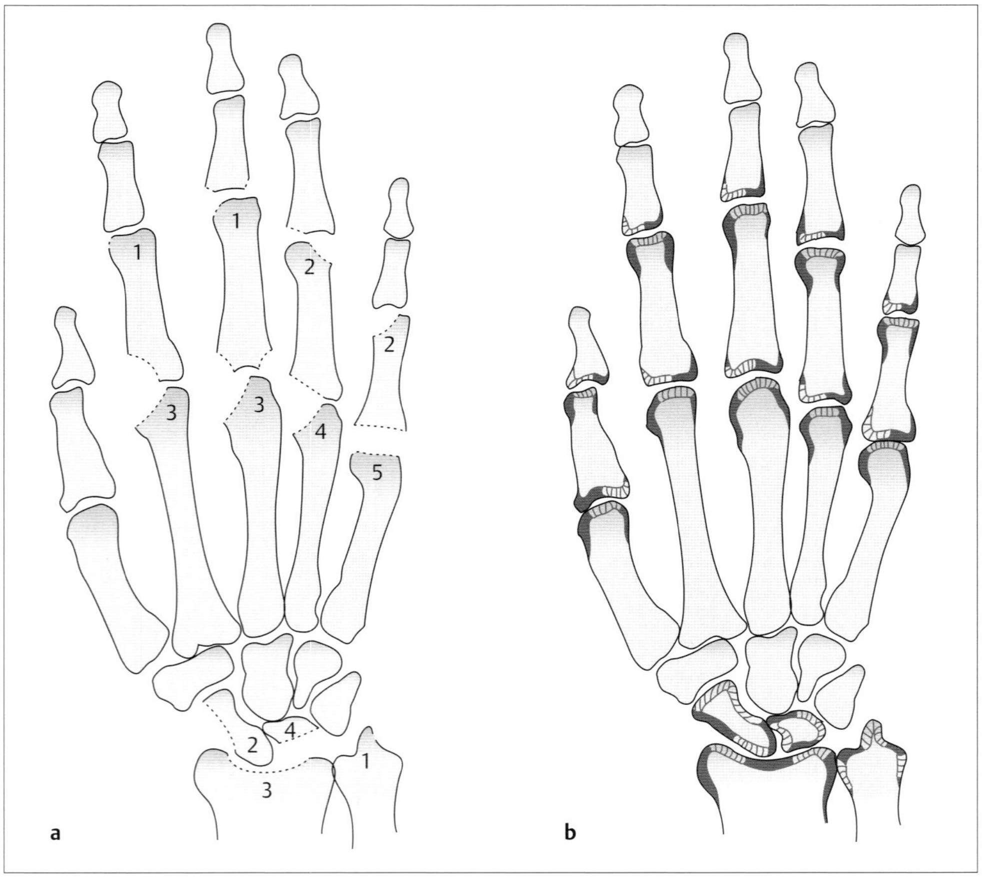

Abb. **3 a, b** **a** Schematische Darstellung der verschiedenen Grade der Gelenkdestruktion im Ratingen Score.
b Die Abschätzung der destruierten Gelenkfläche kann dadurch erleichtert werden, dass man die proximale Gelenkfläche gedanklich in drei, die distale Gelenkfläche in zwei Abschnitte einteilt, die jeweils etwa 20 % der Gelenkoberfläche entsprechen sollen. Dies ist aber nur als gedankliche „Krücke“ gedacht; entscheidend ist die Abschätzung des prozentualen Anteils der zerstörten Oberfläche an der gesamten Gelenkoberfläche. Das bedeutet also nicht, dass eine Erosion in einem 20 %-Abschnitt als 20 % gewertet wird. Es soll lediglich zeigen, wie groß etwa ein 20 %-Abschnitt im jeweiligen Gelenk ist.
Am Naviculare und Lunatum wird die gesamte Zirkumferenz bewertet und kann ebenfalls gedanklich in 20 %-Abschnitte geteilt werden. Das Gleiche gilt für die distalen Gelenkflächen des Radius und der Ulna. Entscheidend für den Score ist also die Summe der destruierten Oberfläche aller Erosionen am entsprechenden Gelenk.

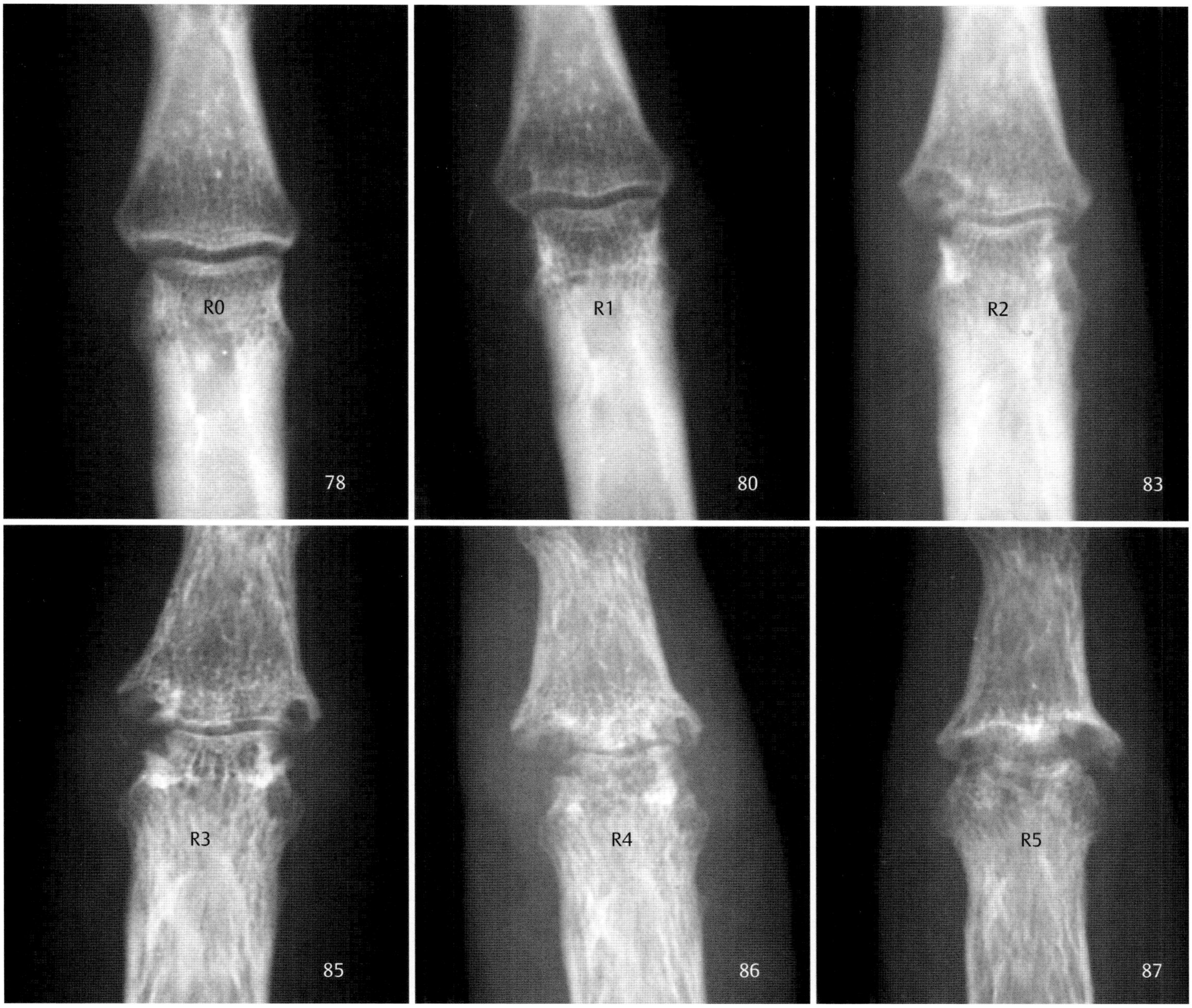

Abb. **4** Beispiele von Röntgenbildern des PIP-Gelenks III der gleichen Patientin (E,I) in den verschiedenen Stadien des Ratingen-Scores (R0 – R5). In der rechten unteren Bildecke findet sich das Aufnahmejahr.

Die Abb. **4** zeigt beispielhaft Röntgenbilder von PIP-Gelenken in den verschiedenen Graden oder Stadien des Ratingen-Scores.

Darstellung des Handgelenks im Bildteil: Im Ratingen-Score gibt es ebenso wie im Sharp-Score keine globale Bewertung für das Handgelenk wie im Larsen-Score. Vielmehr werden Naviculare, Lunatum, Radius und Ulna getrennt bewertet. Die getrennte Darstellung dieser vier Regionen würde eine Vielzahl unübersichtlicher Abbildungen bedingen. Deshalb wird das Handgelenk im Bildteil jeweils als Ganzes dargestellt und die Scorewerte werden an den verschiedenen Messstationen als Ziffern angegeben. Da es kein einheitliches Stadium für das Handgelenk gibt, werden Handgelenke, je nach Schwere der Destruktion, von „normal“ über „gering verändert“ bis „sehr stark verändert“ eingestuft.

Grad 0

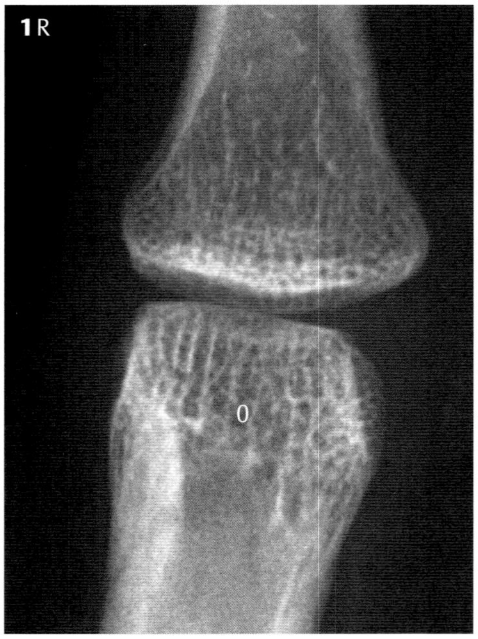

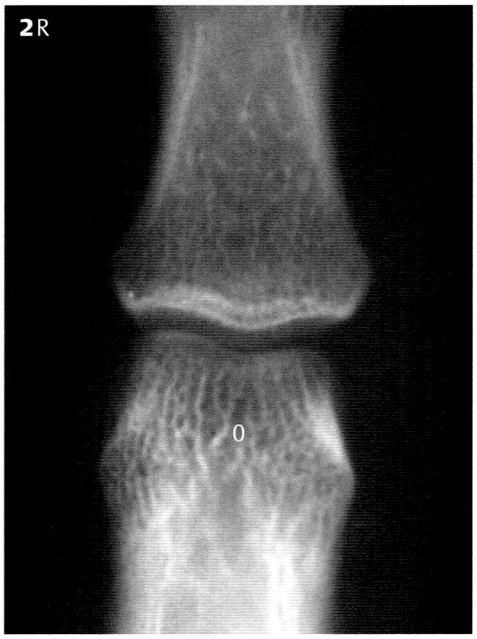

Abb. 1 R **S,M PIP II li. 1996:**
Völlig normales Gelenk ohne Unterbrechung der Grenzlamelle: Grad 0.

Abb. 2 R **SpA PIP II li. 1994:**
Form des Gelenks, Gelenkoberfläche, Gelenkspalt und Knochenstruktur völlig normal: Grad 0

Grad 1

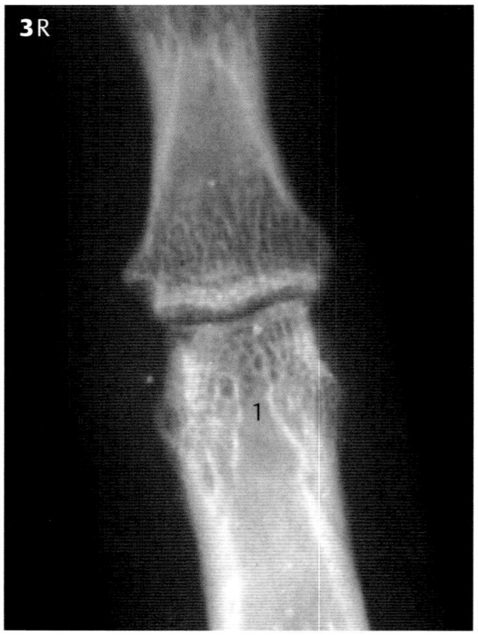

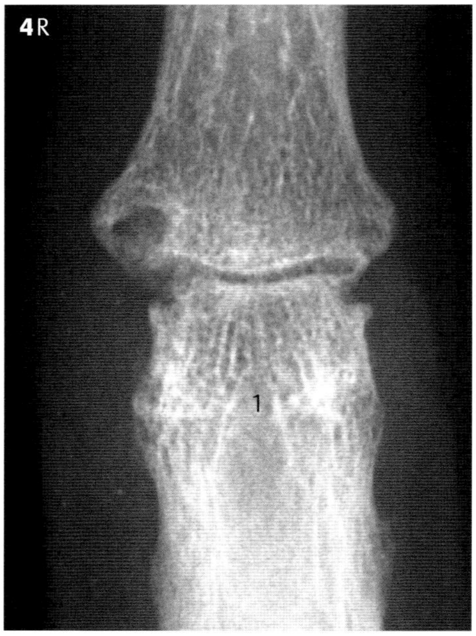

Abb. 3 R **Pr,G PIP II re. 1992:**
Spindelförmige Weichteilschwellung (wird nicht bewertet). Kleine, scharf abgegrenzte Usur an der Radialseite der Mittelgliedbasis, sonst unauffällig. Das Grundgliedköpfchen betrachten wir als normal. Destruktion < 20 % der Gelenkoberfläche: Grad 1. Siehe auch Abb. **5** L, **3** S, **3** V.

Abb. 4 R **M,R PIP III re. 2005:**
Vier kleine Erosionen an Mittelgliedbasis und Grundgliedköpfchen. Gesamtfläche der Erosionen < 20 % der Gelenkoberfläche: Grad 1. Knochenstruktur regelrecht. Spindelförmige Weichteilschwellung (unbewertet).
Siehe auch Abb. **6** L, **9** V.

Grad 2

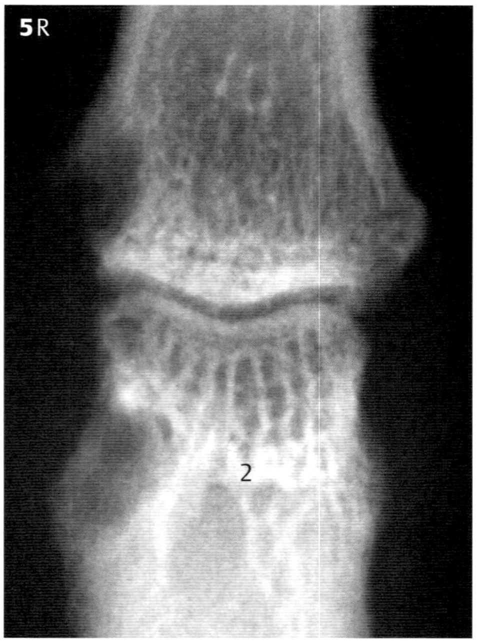

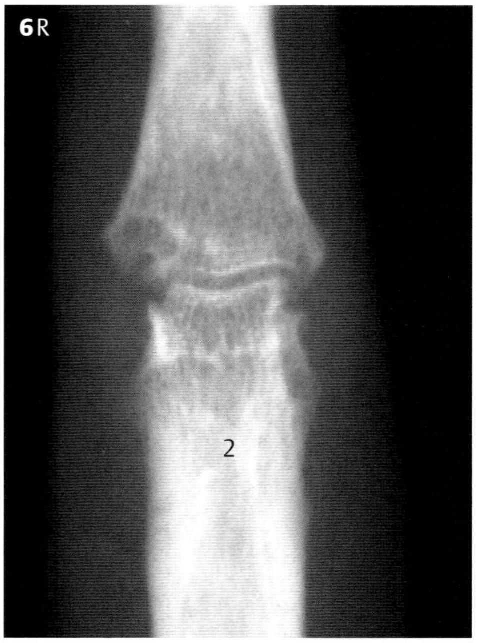

Abb. 5 R **C,M PIP III re. 1993:**
Langstreckige Usur an der Radialseite des Fingergrundgliedköpfchens. Kleinere Usur an der Radialseite der Mittelgliedbasis. Damit ca. 30 % der Gelenkoberfläche destruiert, entsprechend einem Grad 2. Im Bereich der Usur am Grundgliedköpfchen anscheinend bereits Knochenneubildung im Sinne einer Heilung. Da hier keine Unterbrechung der Grenzlamelle mehr besteht, wird diese (frühere) Erosion nicht bewertet.
Siehe auch Abb. **8** V.

Abb. 6 R **E,I PIP III re. 1983:**
Insgesamt 4 Usuren im Bereich der Kanten beider gelenkbildender Knochen. Total ca. 25 – 30 % der Oberfläche destruiert: Grad 2.
Siehe auch Abb. **10** V.

Abb. **7** R **E,I PIP III re. 1985:**
Gleicher Fall wie Abb. **6** R, zwei Jahre später: Die Erosionen haben an Größe zugenommen. Zwischen 40 % und 60 % der Gelenkoberfläche sind destruiert, somit Grad 3. Siehe auch Abb. **9** S, **11** V.

Abb. **8** R **H,M PIP III li. 1996:**
Die beiden Usuren am Grundgliedköpfchen lateral umfassen je ca. 15 – 20 % der Gelenkoberfläche, die Erosionen an der Mittelgliedbasis je ca. 8 %. Gesamtdestruktion damit > 40 % und < 60 %: Grad 3. Die tatsächliche Erosionsfläche am Köpfchen könnte kleiner geschätzt werden. Eine der Erosionen an der Basis könnte als „Zyste" betrachtet und somit im Ratingen-Score nicht bewertet werden. So ergeben sich oft unterschiedliche Bewertungen durch verschiedene Untersucher. Die Erosion an der Ulnarseite des Grundgliedköpfchens erscheint geglättet.

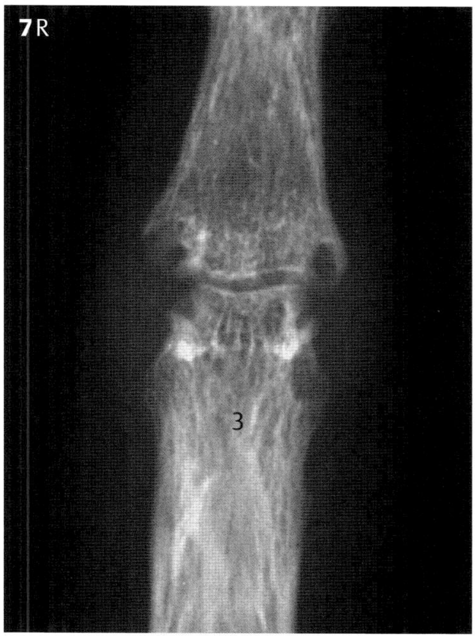

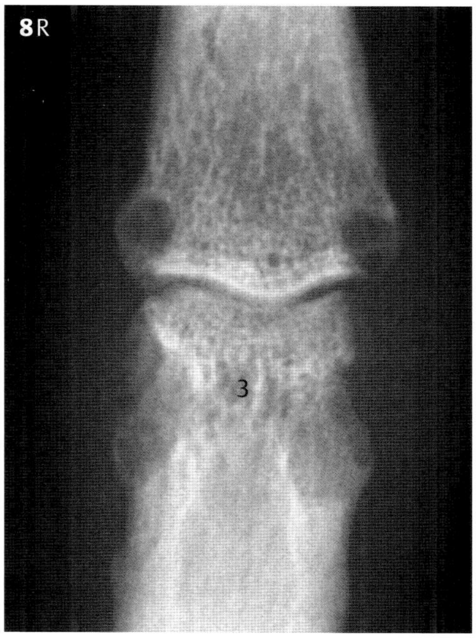

Grad 3

Abb. **9** R **E,I PIP III re. 1986:**
Beide Gelenkoberflächen sind an zahlreichen Stellen unterbrochen. Über 20 % der Gelenkoberfläche noch erhalten. Destruktionsgrad somit zwischen 60 % und 80 %, entsprechend Grad 4. Siehe auch Abb. **9** L, **11** S.

Abb. **10** R **De,Z PIP III re. 1993:**
Starke Destruktion beider Gelenkoberflächen mit erkennbarem Knochenverlust und deutlicher subchondraler Osteoporose am Grundgliedköpfchen. Unter der Annahme, dass 20 % der Gelenkoberfläche noch erhalten sind, handelt es sich um Grad 4. Man könnte hier aber auch Grad 5 annehmen. Weichteilschwellung und Achsenabweichung bleiben unbewertet.

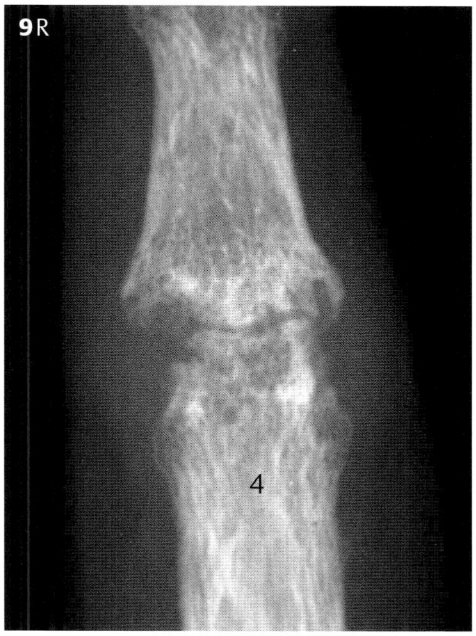

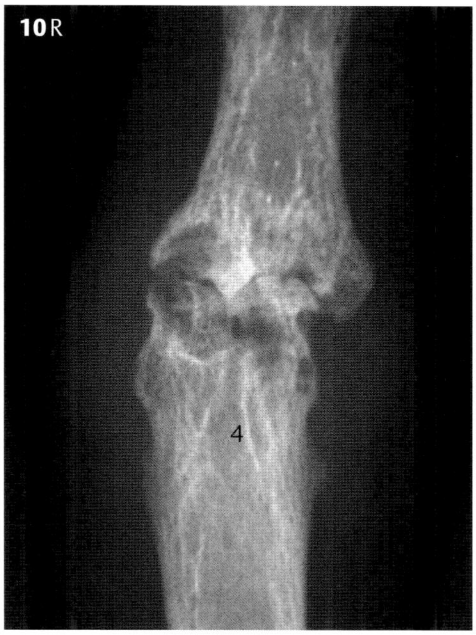

Grad 4

Abb. **11** R **E,I PIP III re. 1987:**
Komplette Destruktion beider Gelenkoberflächen mit Knochenverlust: Grad 5. Siehe auch Abb. **12** V.

Abb. **12** R **H,H PIP IV re. 1995:**
Auch hier komplette erosive Destruktion beider Gelenkoberflächen mit Knochenverlust (Fingerverkürzung): Grad 5. Siehe auch Abb. **12** L.

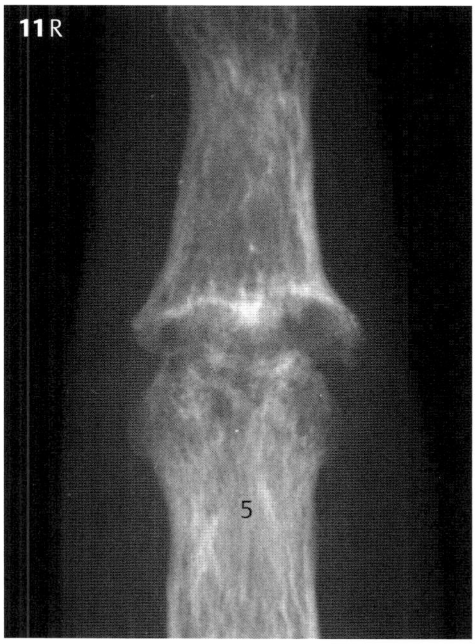

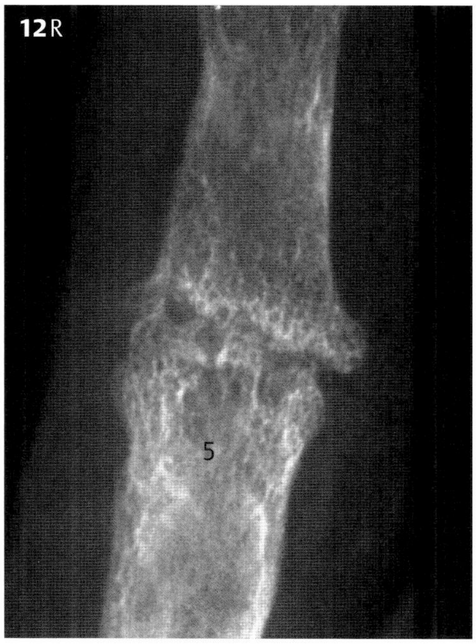

Grad 5

Grad 0

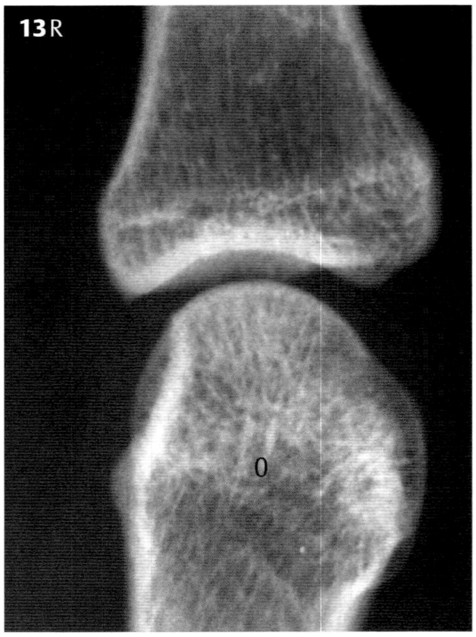

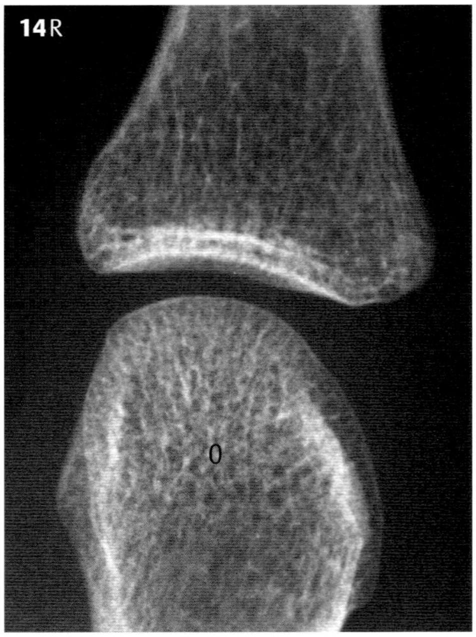

Abb. **13** R **C,M MCP II li. 1992:**
Normale Knochenstruktur, glatte, normal geformte Gelenkoberfläche, normal weiter Gelenkspalt: Grad 0. Siehe auch Abb. **13** L, **13** S, **13** V.

Abb. **14** R **S,M MCP II li. 1996:**
Normales Gelenk: Grad 0.
Siehe auch Abb. **14** L, **14** S, **14** V.

Grad 1

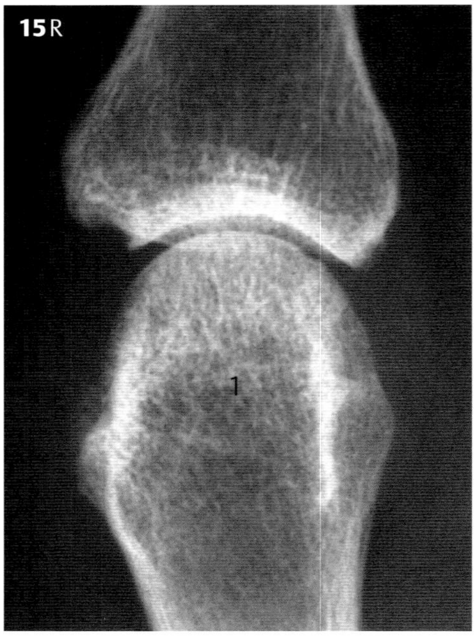

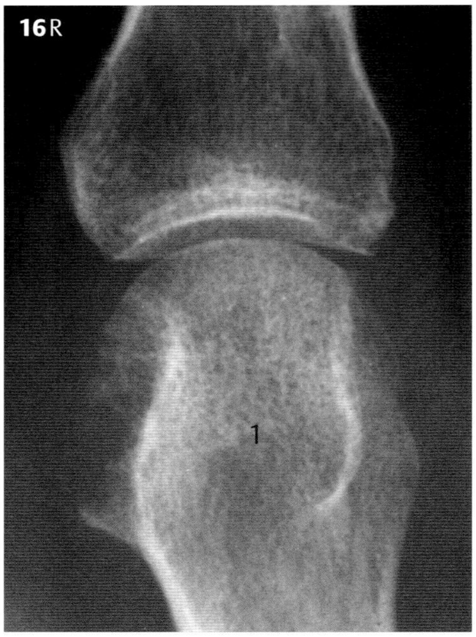

Abb. **15** R **Kl,G MCP II re. 1988:**
Kleine Erosion an der Radialseite der Grundgliedbasis. Verdünnung der Grenzlamelle an der Radialseite des Köpfchens mit kurzer Unterbrechung (Erosion). Flaue Knochenstruktur. Weniger als 20 % der gesamten Gelenkoberfläche (bzw. Grenzlamelle) sind durch Erosion unterbrochen, demnach handelt es sich um Grad 1. Die leichte Gelenkspaltverschmälerung geht nicht in die Wertung ein.

Abb. **16** R **K,K MCP III re. 1989:**
Langstreckige Usur an der Radialseite des Köpfchens. In dem über der Erosion gelegenen Bereich deutlich aufgelockerten Knochens sieht man multiple kleine „Zysten" bzw. orthograd getroffene Erosionen. Weniger als 20 % der Gelenkoberfläche betroffen, daher Grad 1. Siehe auch Abb. **16** S.

Grad 2

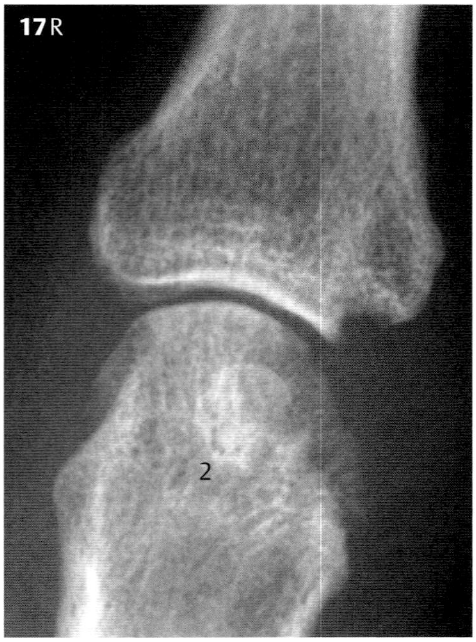

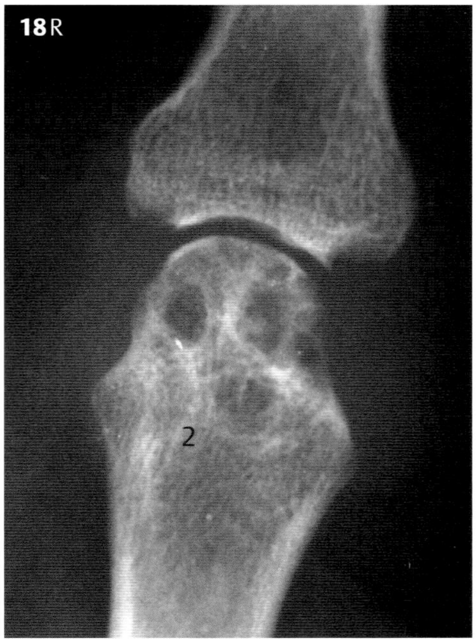

Abb. **17** R **H,M MCP II li. 1995:**
Kleine Usur an der Radialseite der Grundgliedbasis. Langstreckige Usur an der Radialseite des Köpfchens, teilweise bereits durch neu gebildeten Knochen ausgefüllt. Wird dennoch als Usur bewertet. Ca. 35 % der Gesamtoberfläche betroffen, demnach Grad 2 (definiert als Oberflächendestruktion 21 – 40 %). Siehe auch Abb. **19** L, **17** S.

Abb. **18** R **Ro,C MCP II li. 1992:**
Kleine, abgegrenzte Usuren an beiden Seiten der Grundgliedbasis. Größere Usur (teilweise orthograd getroffen) an der Radialseite des Köpfchens. Subchondrale „Zyste" an der Ulnarseite (wird nicht gewertet). Betroffene Gelenkoberfläche geschätzt 30 %, demnach Grad 2.

Abb. **19** R **K,G MCP II li. 1984:**
Kleinere Usur an der radialen Grundgliedbasis. Ausgedehnte Usur an der Radialseite des Köpfchens. Ein großer Teil des Köpfchens ist destruiert. Insgesamt ca. 50% der Gelenkoberfläche zerstört: Grad 3 (41 – 60% erodiert).

Abb. **20** R **Ro,C MCP II re. 1992:**
Zwei kleine Usuren an der Grundgliedbasis, große Usur am Köpfchen. Total ca. 43% der Oberfläche destruiert: Grad 3.

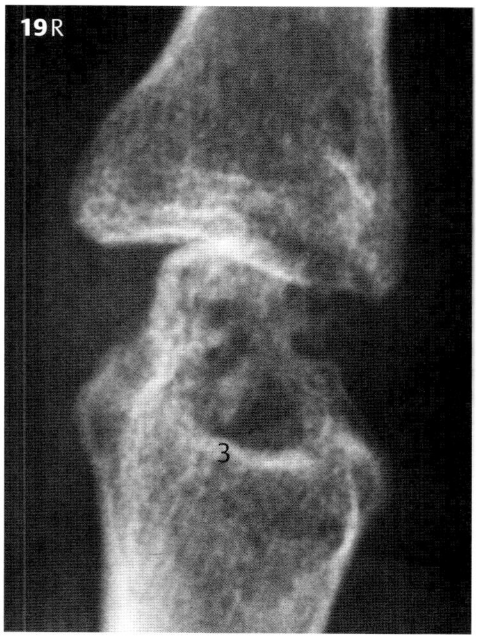

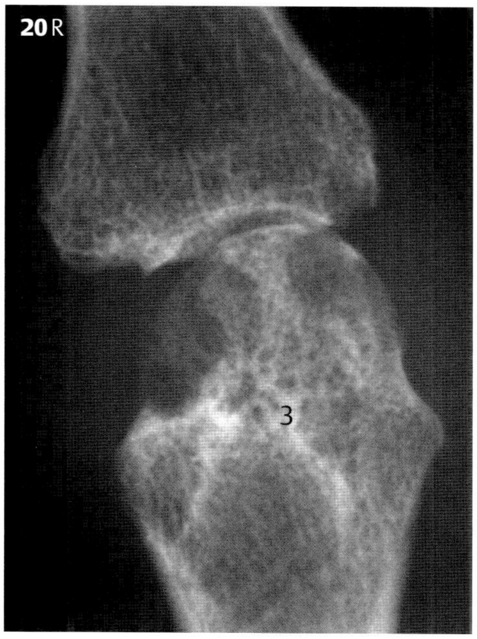

Grad 3

Abb. **21** R **C,M MCP II li. 1995:**
Ausgedehnte erosive Destruktion der Grundgliedbasis sowie der Radialseite des Köpfchens. An der Ulnarseite und in der Mitte ist die Köpfchenoberfläche noch intakt, dort starke Gelenkspaltverschmälerung. Ca. 75% der Oberfläche destruiert: Grad 4. Siehe auch Abb. **22** L, **23** S, **21** V.

Abb. **22** R **W,R MCP II re. 1993:**
Die Fingermittelgliedbasis ist völlig destruiert, die ulnare Seite der Köpfchenoberfläche noch zu ca. 60% (entsprechend ca. 30% der Gesamtgelenkoberfläche) erhalten. Damit sind ca. 70% der gesamten Gelenkoberfläche destruiert: Grad 4. Siehe auch Abb. **21** L.

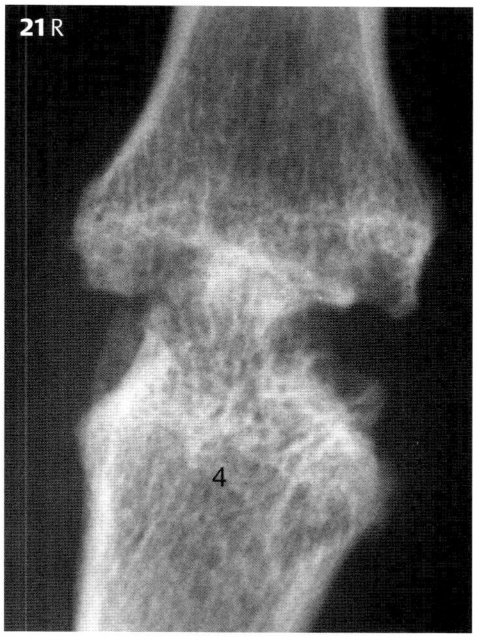

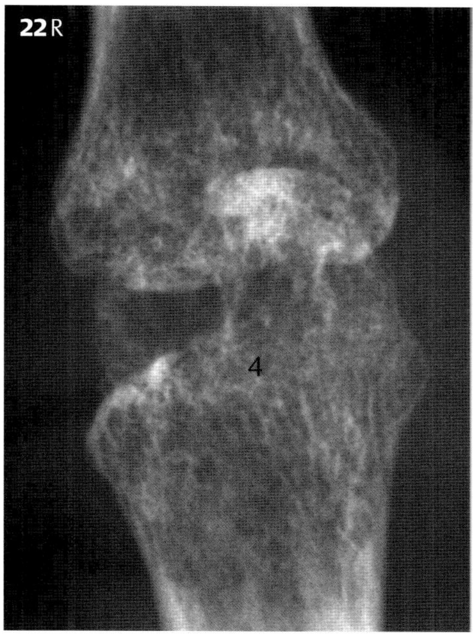

Grad 4

Abb. **23** R **Ro,C MCP II re. 1994:**
Destruktion nahezu der gesamten Gelenkoberfläche, daher Grad 5. Beginnende reparative Knochenneubildung am Köpfchen erkennbar.

Abb. **24** R **K,H MCP II re. 1996:**
Beide Gelenkoberflächen unter deutlichem Knochenabbau nahezu völlig destruiert, demnach Grad 5. Siehe auch Abb. **24** V.

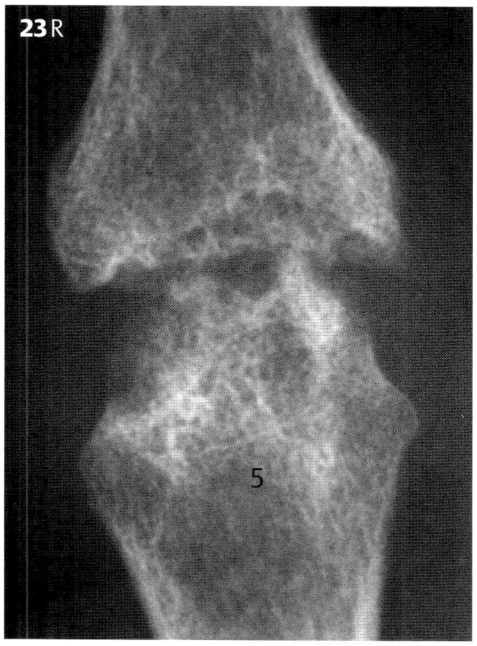

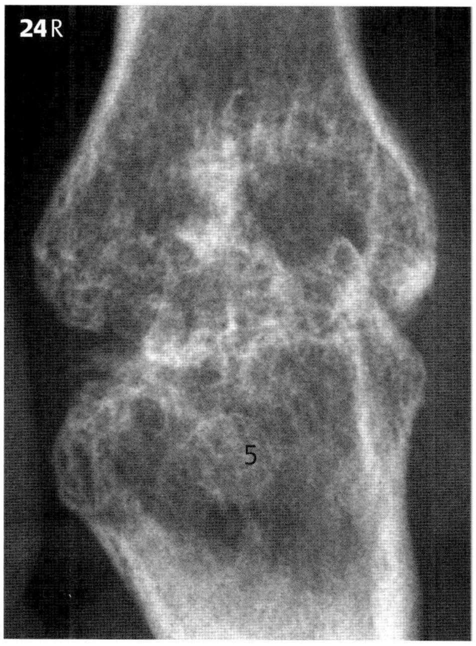

Grad 5

normal

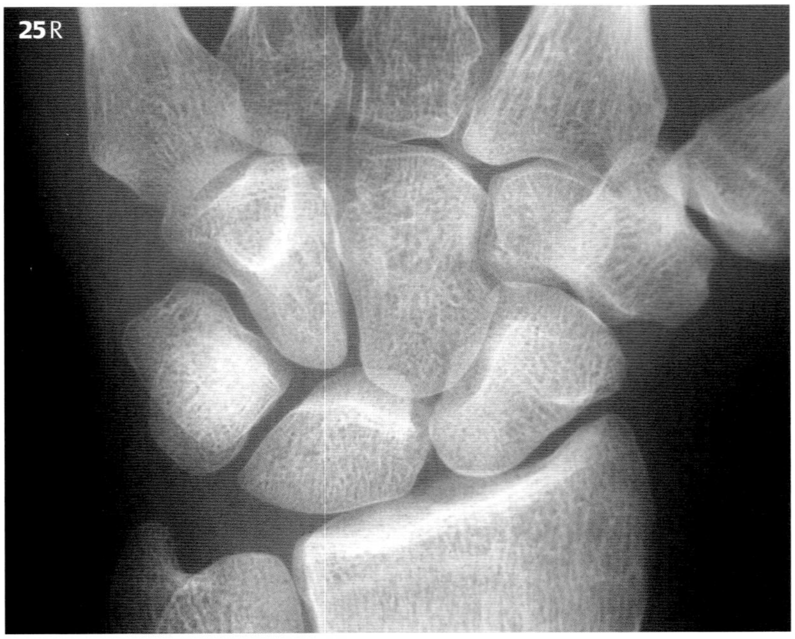

Abb. **25** R **Sp,A HG li. 1994:**
Völlig normales Handgelenk mit glatten Oberflächen, regelrechter Knochenstruktur und normalen Gelenkspaltweiten. Siehe auch Abb. **25** L, **25** S und **25** V.

sehr geringe Veränderungen

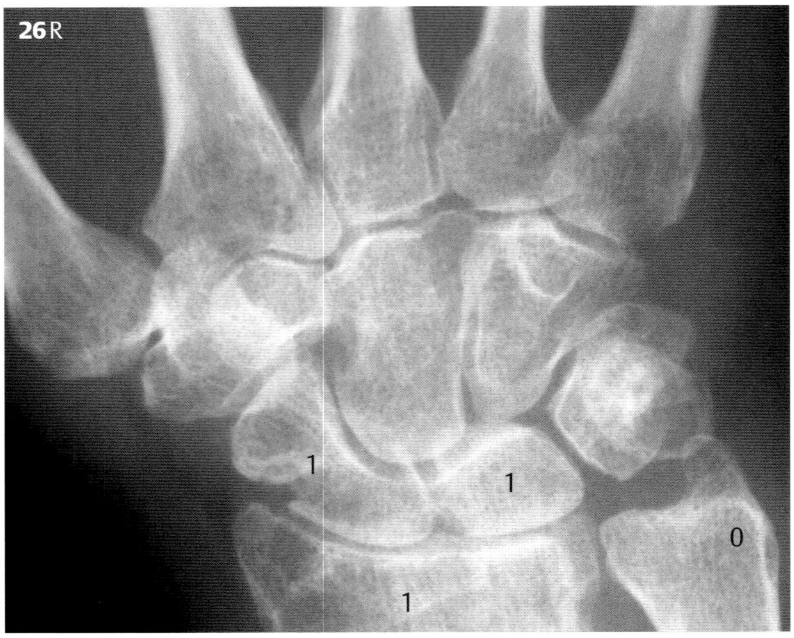

Abb. **26** R **E,I HG re. 1983:**
Kleine Erosion am Naviculare sowie am Lunatum. Anscheinend kleine Mannerfeld-Krypte mit sehr kleiner Unterbrechung der Grenzlamelle am distalen Radius. Bewertung an allen drei Stellen jeweils Grad 1. Eine Erosion am Capitatum geht im Ratingen-Score nicht in die Wertung ein. Siehe auch Abb. **27** L, **26** V.

Anmerkung: Da es keine globale Bewertung des Handgelenks beim Ratingen-Score gibt, werden die Scorewerte an den verschiedenen Messpunkten in den Abbildungen angegeben. Siehe auch „Einführung in den Ratingen-Score" auf S. 12.

geringe Veränderungen

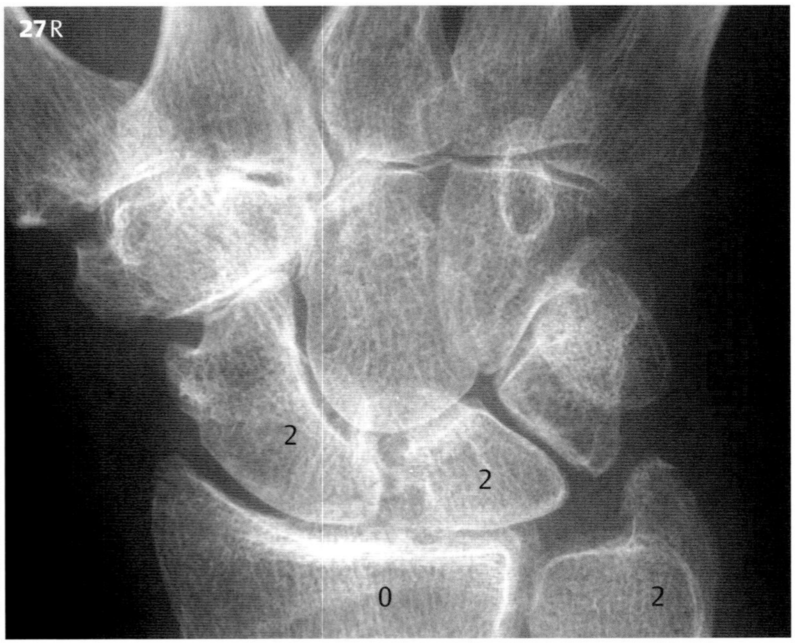

Abb. **27** R **H,H HG re. 1991:**
Am Naviculare ist ein Teil der radialen und der distalen (zum Trapezium hin) Gelenkfläche destruiert, insgesamt > 20% der Oberfläche, also Grad 2. Am Lunatum ebenfalls > 20% der Oberfläche destruiert: Grad 2. An der distalen Ulna oberflächliche Erosion > 20%: Grad 2. Die Veränderungen am Trapezium und am Metacarpale 1 werden nicht gewertet. Siehe auch Abb. **28** L, **27** S, **27** V.

Abb. **28** R **Ca,B HG li. 1998:**
Am Naviculare ca. 50% der Knochenoberfläche destruiert, betroffen sind die distale und ulnare Gelenkfläche (Grad 3). Am Lunatum sind die distale und die zum Naviculare gerichtete Gelenkfläche betroffen (Grad 3). Am Radius Unterbrechung der Grenzlamelle und Mannerfeld-Krypte (Grad 1). Distale Ulna o. B. Sehr starke Gelenkspaltverschmälerungen radiokarpal, zwischen proximaler und distaler Handwurzelreihe sowie zwischen Capitatum und Hamatum.

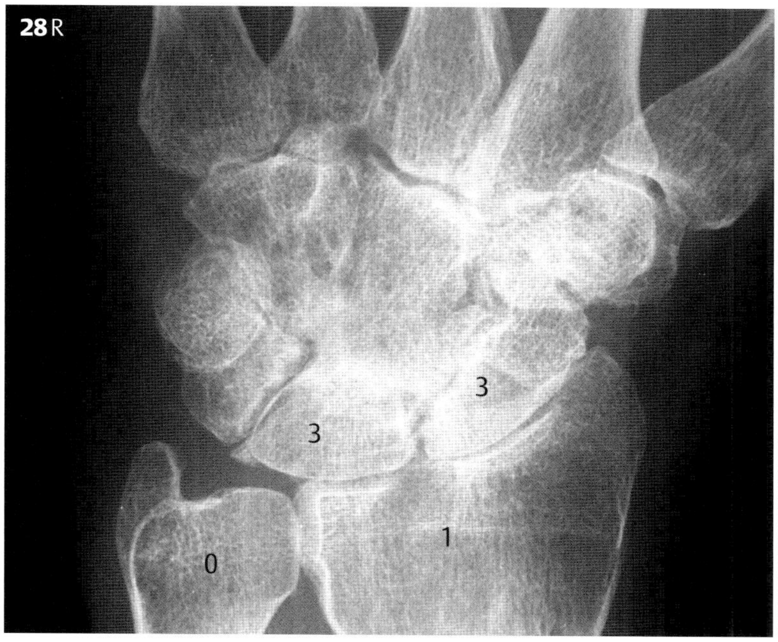

mäßige Veränderungen

Abb. **29** R **A,D HG re. 2003:**
Am Naviculare sind Teile der distalen Gelenkfläche, am Lunatum Teile der proximalen, an der Ulna Teile des Processus styloideus und am Radius Teile der radial gelegenen Oberfläche noch erhalten, deshalb jeweils Grad 4. Gelenkspalten stark verschmälert bis aufgehoben. Handwurzel verkürzt.

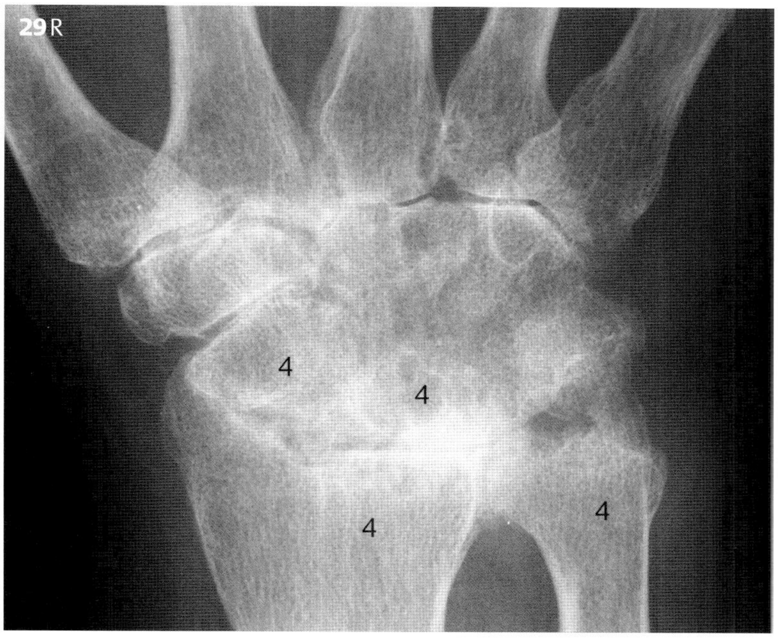

starke Veränderungen

Abb. **30** R **O,L HG re. 1995:**
Zystische Durchsetzung und weitgehende Auflösung von Naviculare und Lunatum, starke Knochenabsorption am distalen Radius. Oberfläche der Ulna erodiert. Alle diese Messpunkte werden mit 5 bewertet.

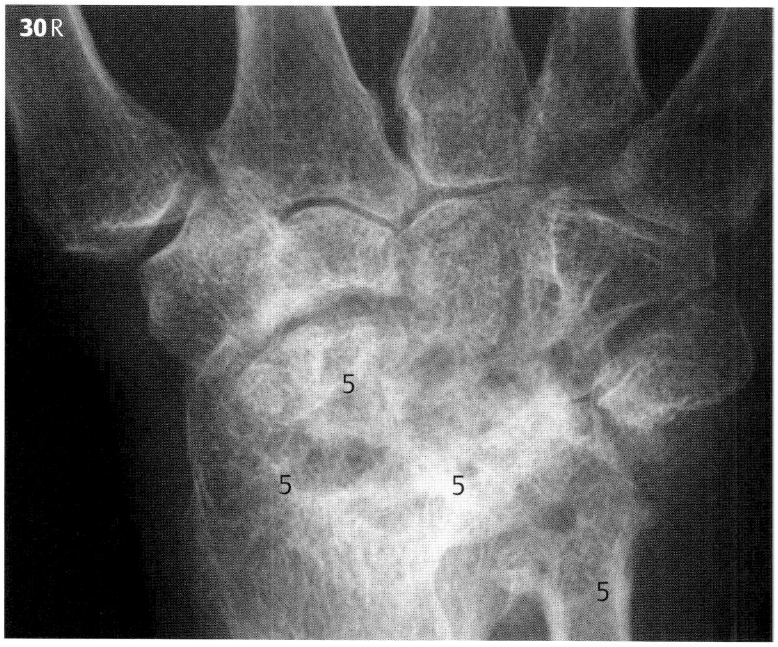

sehr starke Veränderungen

Grad 0

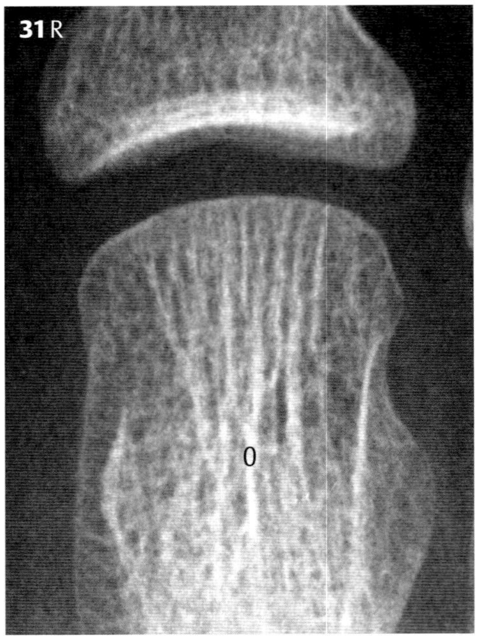

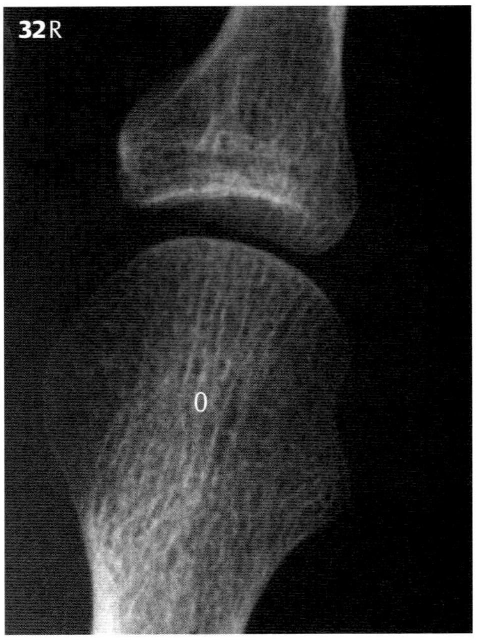

Abb. **31** R **S,M MTP II re. 1996:**
Regelrechte Gelenkoberfläche, normale Knochenstruktur und Gelenkspaltweite. Keine Usuren: Grad 0.

Abb. **32** R **M,R MTP V re. 1997:**
Normale Gelenkform. Subchondrale Osteoporose an der Tibialseite des Köpfchens, anscheinend mit Verdünnung, aber ohne Unterbrechung der Grenzlamelle: Grad 0. Siehe auch Abb. **32** L.

Grad 1

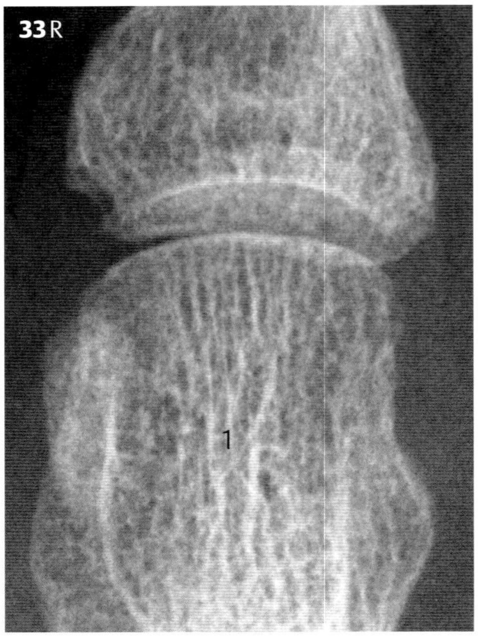

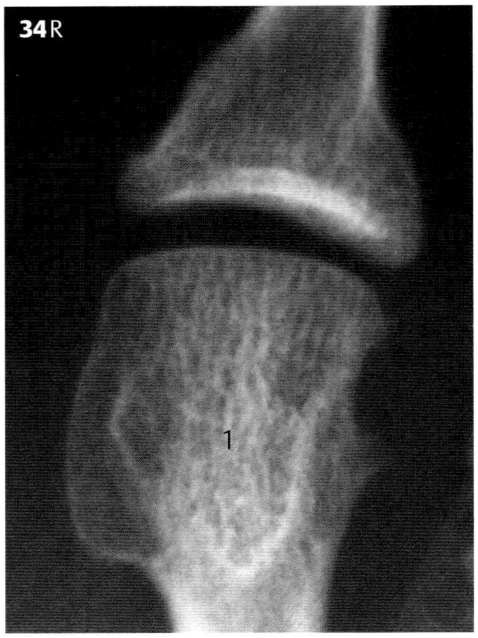

Abb. **33** R **G,F MTP II re. 1996:**
Eine kleine Usur an der Tibialseite der Zehengrundgliedbasis, sonst unauffälliges Gelenk. Destruierte Oberfläche ca. 5%, entsprechend Grad 1. Siehe auch Abb. **35** L, **33** S, **34** V.

Abb. **34** R **W,R MTP II re. 1982:**
Zwei gut abgrenzbare Usuren am Metatarsalköpfchen tibial und an der Zehengrundgliedbasis fibular destruierte Gelenkoberfläche insgesamt ca. 15–18%, demnach Stadium 1.
Siehe auch Abb. **36** L, **35** S, **35** V

Grad 2

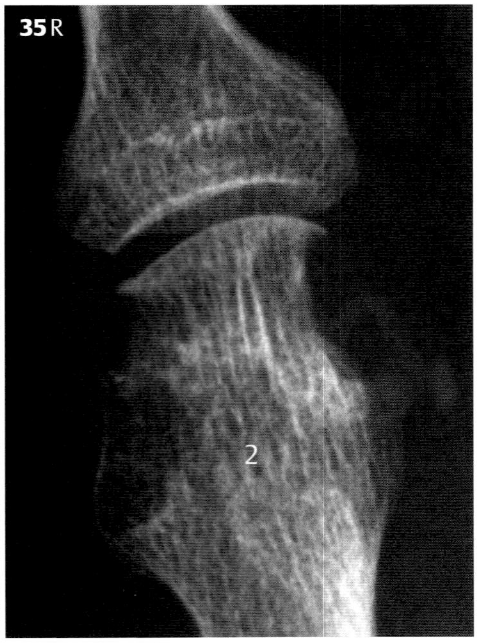

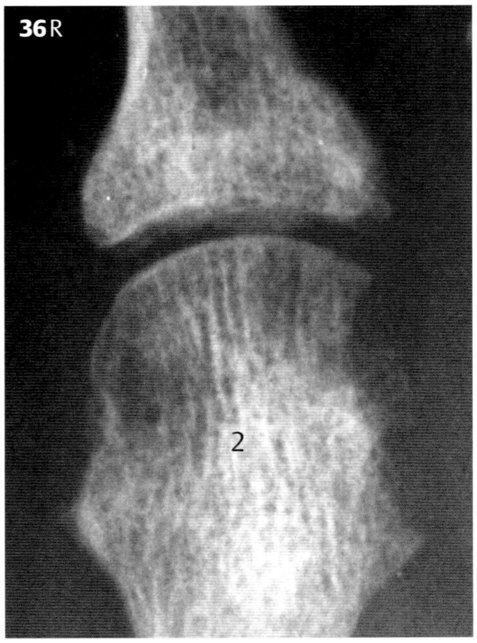

Abb. **35** R **M,R MTP V li. 2001:**
Am Metatarsalköpfchen größere Usur an der Tibialseite mit Destruktion der Oberfläche von ca. 20%, an der Fibularseite kleinere Usur mit Oberflächendestruktion von ca. 10%, totale Destruktion demnach 30%, entsprechend Grad 2. Der unter der kleineren, fibularen Usur gelegene, stark osteoporotische Bereich hat eine (noch) intakte Grenzlamelle, wird demnach nicht als Usur gewertet. (Man könnte auch den gesamten fibularen Bereich als Erosion betrachten, käme dann dort auf ca. 25% und insgesamt auf > 40%, was Grad 3 entspräche.) Siehe auch Abb. **36** S.

Abb. **36** R **C,M MTP III li. 1992:**
Langstreckige Usur an der Tibialseite des Metatarsalköpfchens sowie kleine Usur an der Zehengrundgliedbasis. Die lange Usur wird als Destruktion der Gelenkoberfläche von > 20% gewertet, da auch ein kleiner Teil der artikulierenden Fläche betroffen ist. Die kleine Usur an der Grundgliedbasis beträgt sicher nur 2–3%, demnach insgesamt Grad 2. Siehe auch Abb. **37** L.

Abb. **37** R **De,Z MTP III re. 1993:**
Zwei langstreckige Usuren an beiden Seiten des Metatarsalköpfchens mit je etwas über 20% Oberflächendestruktion, da kleine Teile der artikulierenden Fläche mitbetroffen sind. Zusätzlich kleine Usur an der Zehengrundgliedbasis. Totale Destruktion > 40%, entsprechend Grad 3.
Siehe auch Abb. **41** S, **41** V, **40** L.

Abb. **38** R **C,M MTP V li. 1993:**
Langstreckige Erosionen an beiden Seiten des Metatarsalköpfchens unter Beteiligung größerer Anteile der gelenkbildenden Oberfläche des Köpfchens. Damit ca. 50% der gesamten Gelenkoberfläche betroffen: Grad 3. Siehe auch Abb. **40** L, **41** V.

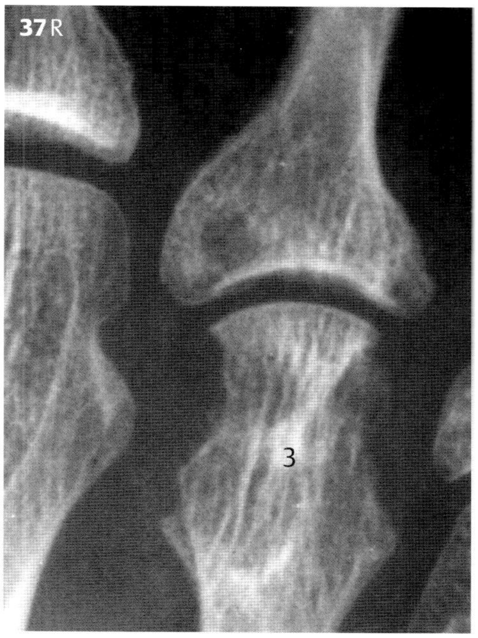

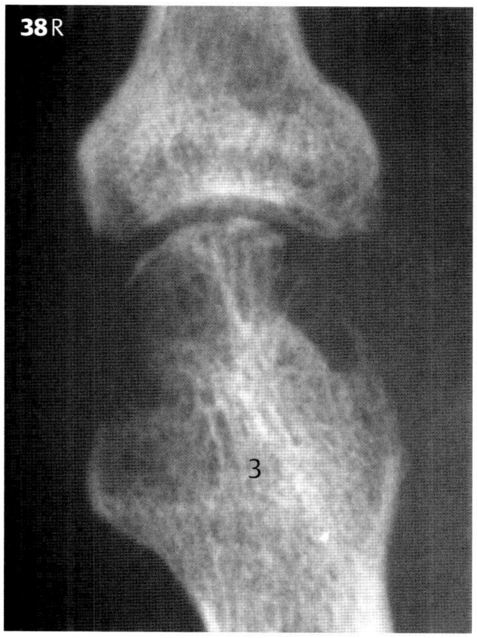

Grad 3

Abb. **39** R **C,M MTP II li. 1994:**
Weite Teile beider gelenkbildenden Knochen sind erodiert. Ein Teil der gelenkbildenden Fläche der Grundgliedbasis mit > 20% der gesamten Gelenkoberfläche ist noch erhalten: somit Destruktion < 80%, entsprechend Grad 4. Zusätzlich starke Gelenkspaltverschmälerung. Siehe auch Abb. **39** L, **43** V.

Abb. **40** R **C,M MTP III li. 1999:**
Starke Destruktion der Grundgliedbasis mit deutlichem Knochenverlust. Nahezu die halbe Oberfläche des Köpfchens ist ebenfalls erodiert, die fibulare Seite der Köpfchenoberfläche mit ca. 30% Oberflächenanteil ist noch erhalten. Destruktionsgrad somit ca. 70%, entsprechend Grad 4.
Siehe auch Abb. **42** S, **44** V.

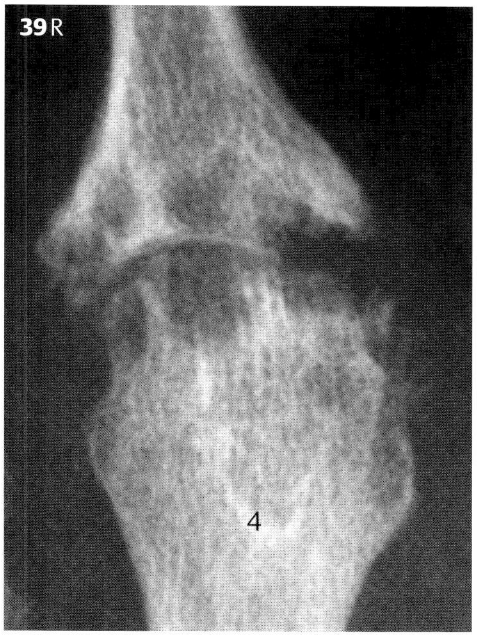

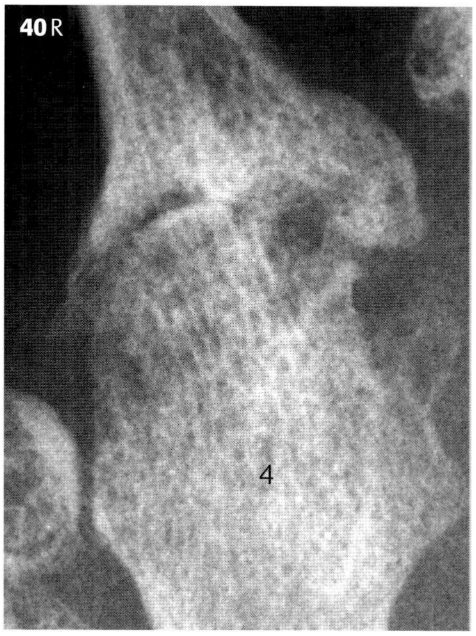

Grad 4

Abb. **41** R **C,M MTP V li. 1994**:
Destruktion nahezu der gesamten Gelenkoberfläche mit Knochenverlust, Achsenabweichung, Mutilation: Grad 5. Siehe auch Abb. **41** L, **46** V.

Abb. **42** R **C,M MTP V re. 1996**:
Destruktion von ca. 90% der Gelenkoberfläche mit deutlichem Knochenverlust, besonders an der Zehengrundgliedbasis. Ca. 15% der Köpfchenoberfläche tibial noch intakt: Grad 5.
Siehe auch Abb. **42** L.

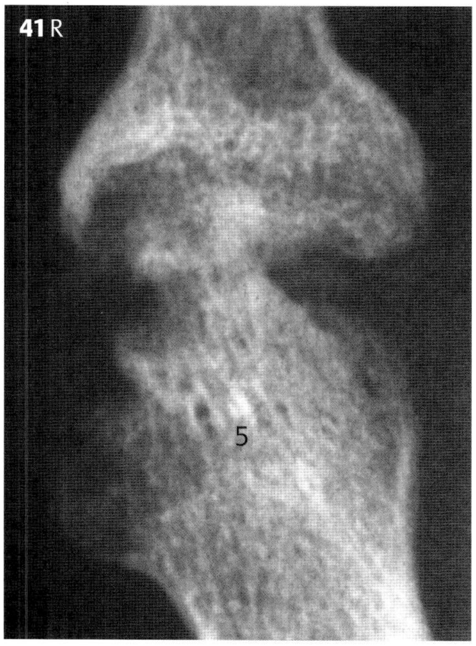

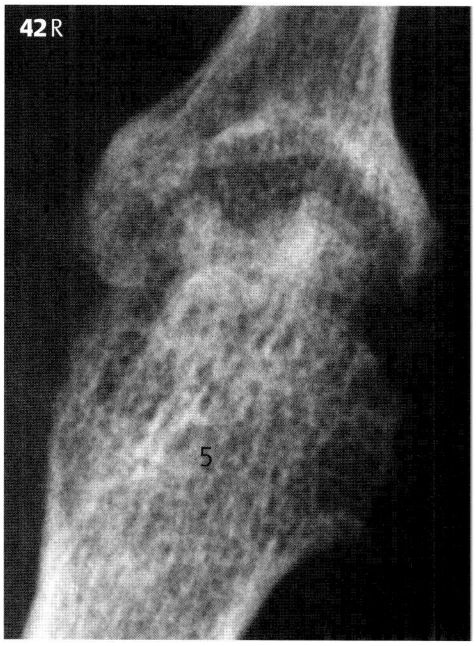

Grad 5

Beim Larsen-Score berücksichtigt die Einteilung in sechs Schweregrade im Wesentlichen die erosive Destruktion. Die Grade wurden ursprünglich durch Standard-Referenzfilme illustriert, die später durch Strichzeichnungen (Abb. **5**) ersetzt wurden.

Die Einteilung der Schweregrade erfolgt aufgrund der folgenden Definitionen:

Grad 0	normal
Grad 1	geringe Veränderungen: Weichteilschwellung, gelenknahe Osteoporose oder geringe Gelenkspaltverschmälerung
Grad 2	definitive Veränderungen: eine oder mehrere kleine Erosionen vorhanden, Gelenkspaltverschmälerung nicht obligat
Grad 3	deutliche Veränderungen: ausgeprägte Erosionen und Gelenkspaltverschmälerung vorhanden
Grad 4	schwere Veränderungen: große Erosionen vorhanden, nur Teile der ursprünglichen Gelenkfläche noch erhalten
Grad 5	mutilierende Veränderungen: ursprüngliche Gelenkfläche verschwunden, schwere Deformität möglich

Folgende Gelenke werden bewertet: PIP II–V, IP I (Daumen), MCP I–V, Handgelenk, MTP-Gelenke I–V. Bei insgesamt 32 Gelenken beträgt der Gesamtscore zwischen 0 und 160.

Eine Schwierigkeit beim Larsen-Score ist die Definition des Grads bzw. Stadiums 1. Mit Weichteilschwellung und gelenknaher Osteoporose werden keine strukturellen, sondern Aktivitätszeichen der Erkrankung erfasst, die sich unter Therapie sehr schnell ändern können, während die strukturellen Veränderungen (Erosionen) später auftreten und sich (günstigenfalls) langsamer bessern. Bei Frühfällen unter Therapie kann eine Besserung der Schwellung dem Auftreten von Erosionen gegenüberstehen. Der Scoreanstieg aufgrund struktureller Veränderungen wird also durch Scoreabfall aufgrund der Aktivitätsabnahme reduziert. Das Ergebnis ist damit eine geringere Änderungssensitivität in der Frühphase im Vergleich zum Sharp-Score.

Das gesamte Handgelenk wird global als Ganzes bewertet. Dies unterscheidet den Larsen-Score von den übrigen Scoringmethoden, in denen das große Handgelenk in mehrere Teilgelenke bzw. Messregionen eingeteilt ist.

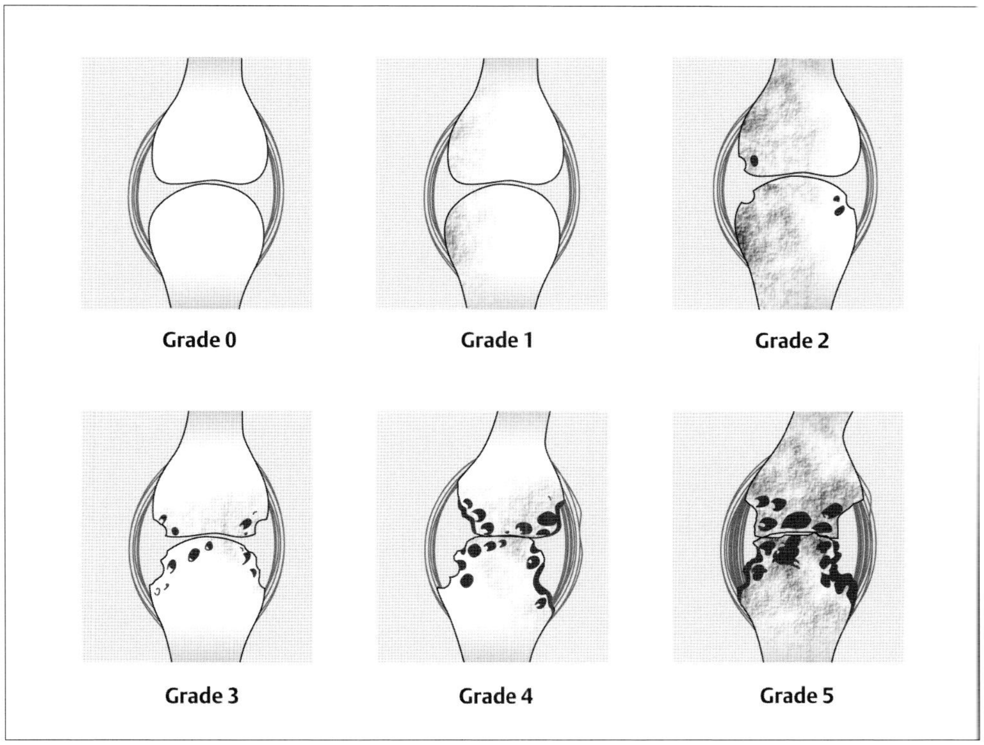

Abb. **5** Röntgenologische Grade oder Stadien der RA nach Larsen, aus Larsen und Thoen (15).

Grad 0

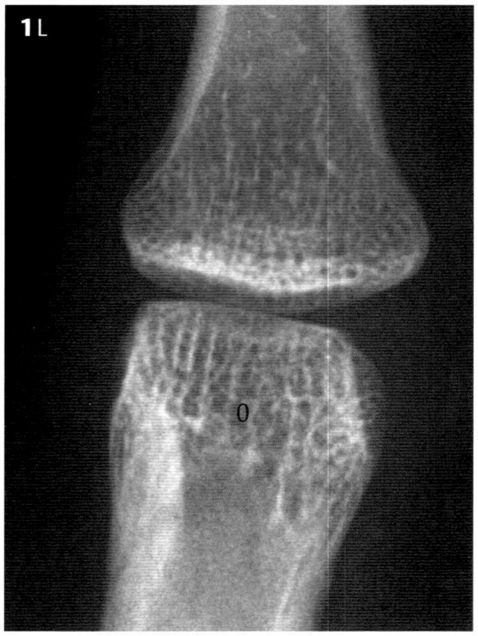

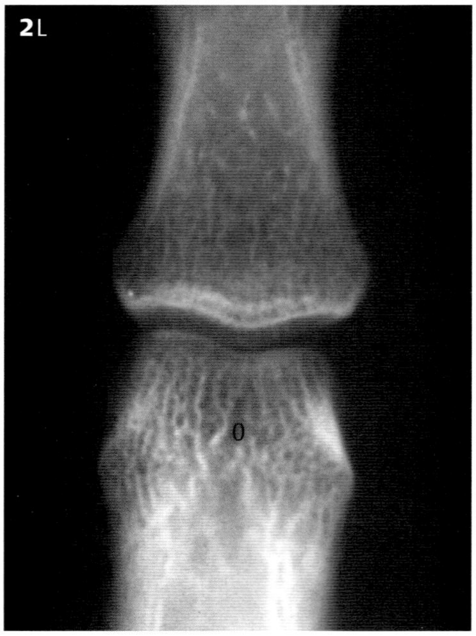

Abb. **1** L **Sp,A PIP II li. 1994:**
Normales Fingermittelgelenk ohne Weichteilschwellung, subchondrale Osteoporose oder Erosionen: Grad 0. Siehe auch Abb. **2** R.

Abb. **2** L **S,M PIP II li. 1996:**
Normales Fingermittelgelenk ohne Weichteilschwellung, Osteoporose oder Gelenkspaltverschmälerung: Grad 0. Siehe auch Abb. **1** R.

Grad 1

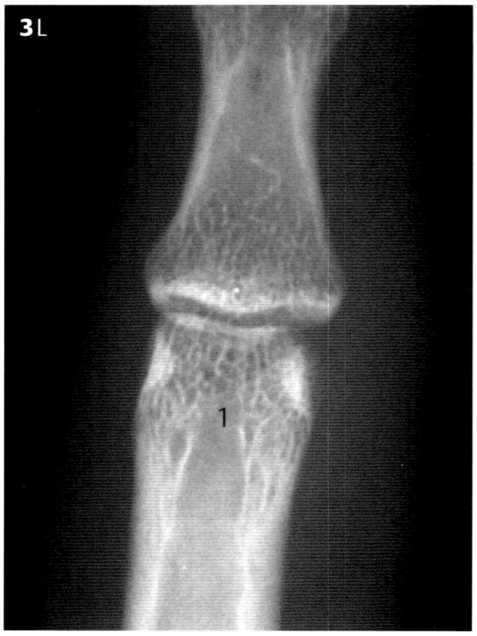

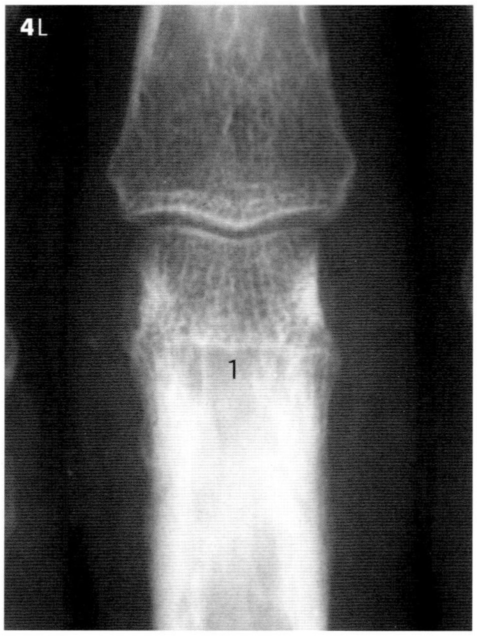

Abb. **3** L **Pr,G PIP II li. 1989:**
Deutliche Weichteilschwellung, besonders über der Radialseite. Subchondrale Osteoporose an der Radialseite des Grundphalanxköpfchens als möglicher Hinweis auf eine sich hier später entwickelnde Usur. Derzeit keine Usur: Grad 1.

Abb. **4** L **K,K PIP III li. 7/1988:**
Deutliche Weichteilschwellung, deutliche gelenknahe Osteoporose. An beiden Flanken des Grundphalanxköpfchens subchondrale Osteoporose mit Verdünnung, aber ohne Unterbrechung der Grenzlamelle. Sowohl Weichteilschwellung als auch gelenknahe Osteoporose begründen Grad 1.

Grad 2

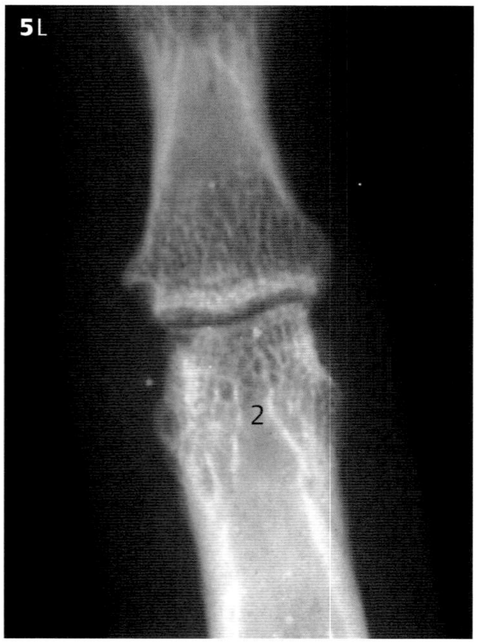

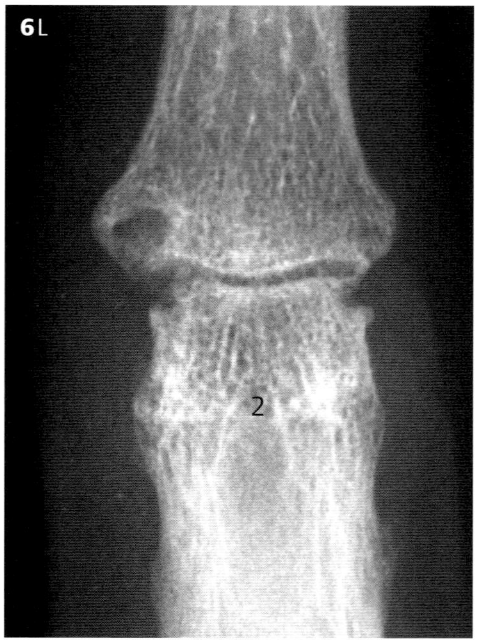

Abb. **5** L **Pr,G PIP II re. 1992:**
Deutliche Erosion an der Radialseite der Mittelgliedbasis. Die Flanken des Grundgliedköpfchens betrachten wir als normal. Eine kleine Erosion entspricht Grad 2. Zusätzlich Weichteilschwellung. Siehe auch Abb. **3** R.

Abb. **6** L **M,R PIP III re. 2005:**
Im Bereich beider Gelenkflächen mehrere kleine Erosionen, entsprechend einem Stadium 2. Weichteilschwellung. Siehe auch Abb. **4** R.

Abb. 7 L **E,I PIP III re. 1985:**
Ausgeprägte Erosionen im Bereich beider Gelenkflächen, die jedoch noch weitgehend erhalten sind: Grad 3. Nur fokale Gelenkspaltverschmälerung. Siehe auch Abb. **6** R, **9** S, **11** V.

Abb. 8 L **H,M PIP III li. 1995:**
Große subchondrale „Zysten" bzw. orthograd getroffene Usuren, langstreckige oberflächliche Usuren an beiden Seiten des Grundgliedköpfchens: Grad 3.

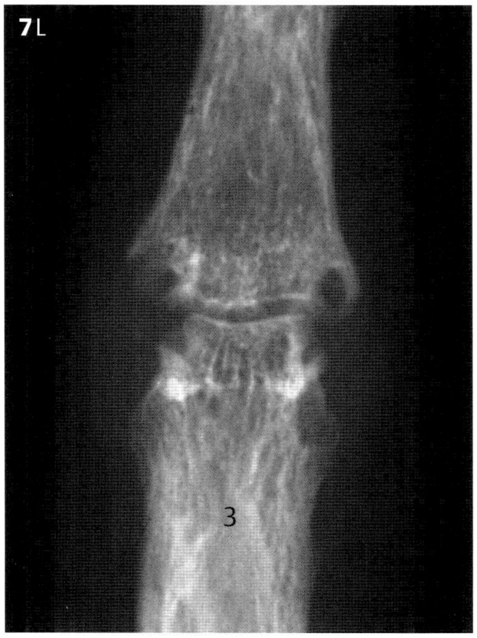

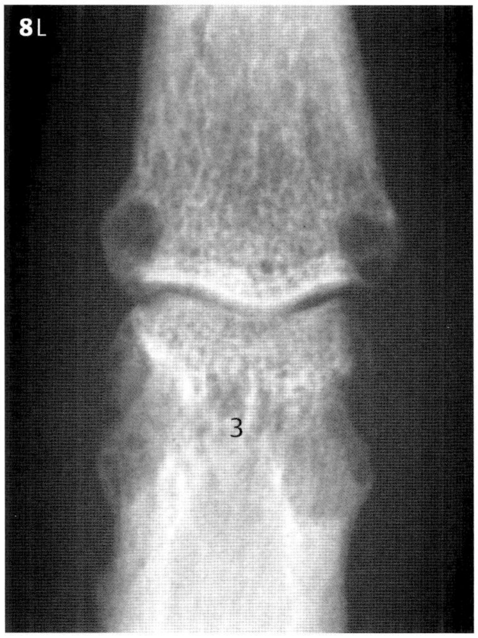

Grad 3

Abb. 9 L **E,I PIP III re. 1986:**
Zahlreiche kleine Usuren im Bereich beider Gelenkflächen. Die Gelenkflächen sind nur noch teilweise erhalten. Gelenkspaltverschmälerung und subchondrale Osteoporose: Grad 4.
Siehe auch Abb. **9** R.

Abb. 10 L **E,I PIP II li. 1985:**
Größere Erosionen an beiden Seiten der Grundgliedbasis, die einen Teil der Gelenkfläche zerstören. Laterale Erosionen am Grundgliedköpfchen, die ebenfalls Teile der Gelenkfläche betreffen: Grad 4.

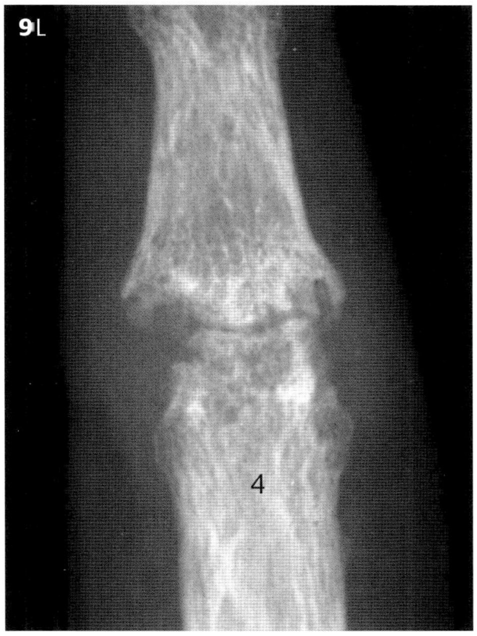

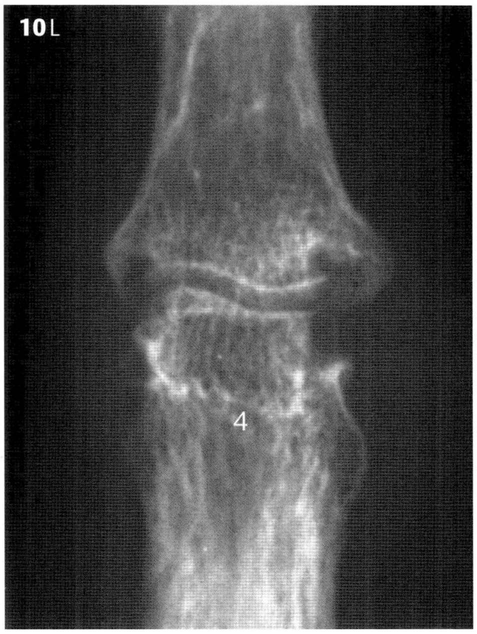

Grad 4

Abb. 11 L **E,I PIP III re. 1987:**
Beide Gelenkflächen sind komplett destruiert. Der Gelenkspalt erscheint eher erweitert: Grad 5.
Siehe auch Abb. **11** R, **12** V, **12** S.

Abb. 12 L **H,H PIP IV re. 1995:**
Deutlicher Knochenabbau an beiden komplett destruierten Gelenkflächen bei starker Gelenkspaltverschmälerung und potenzieller Mutilation: Grad 5. Siehe auch Abb. **12** R.

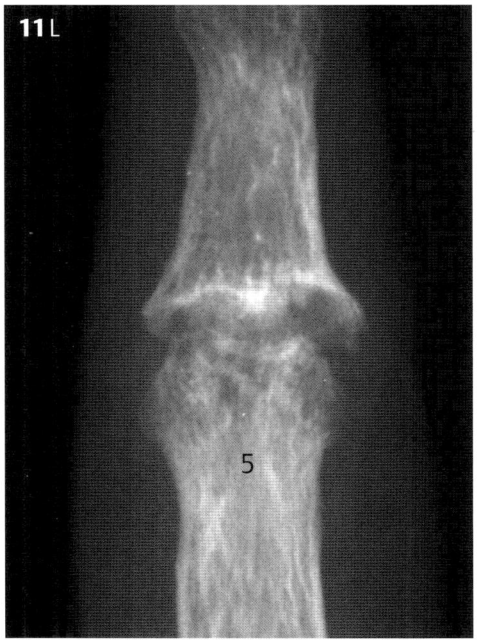

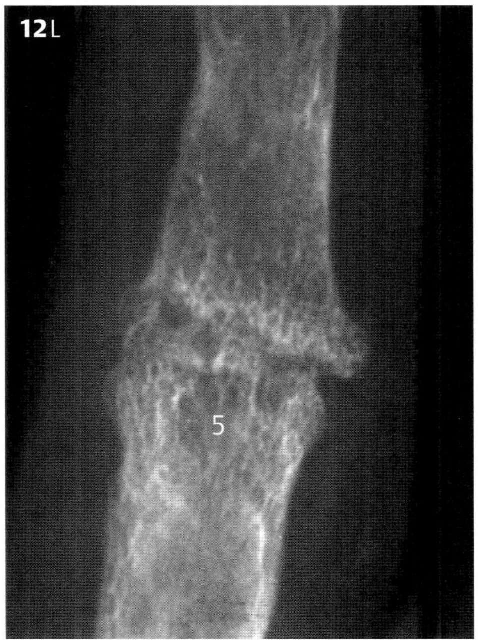

Grad 5

Grad 0

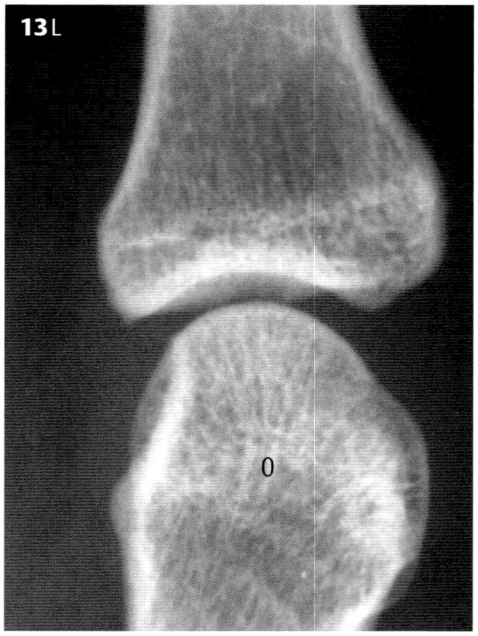

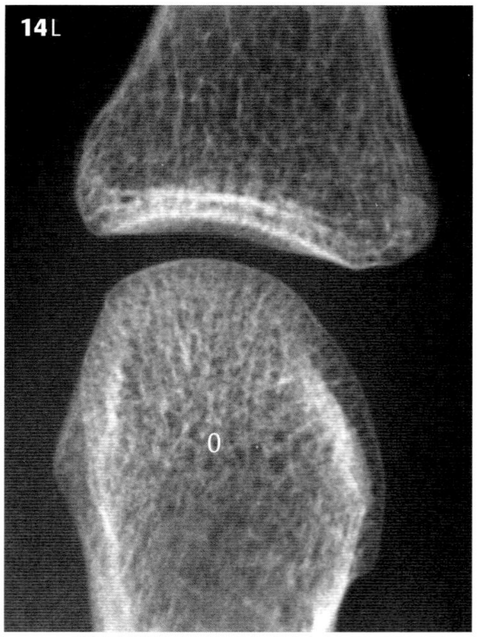

Abb. **13**L **C,M MCP II li. 1992:**
Normales MCP-Gelenk: Grad 0.
Siehe auch Abb. **13**R, **13**S, **13**V.

Abb. **14**L **S,M MCP II li. 1996:**
Normale Gelenkgestalt und -oberfläche, normaler Gelenkspalt und normale Knochenstruktur: Grad 0. Siehe auch Abb. **14**R, **14**S, **14**V.

Grad 1

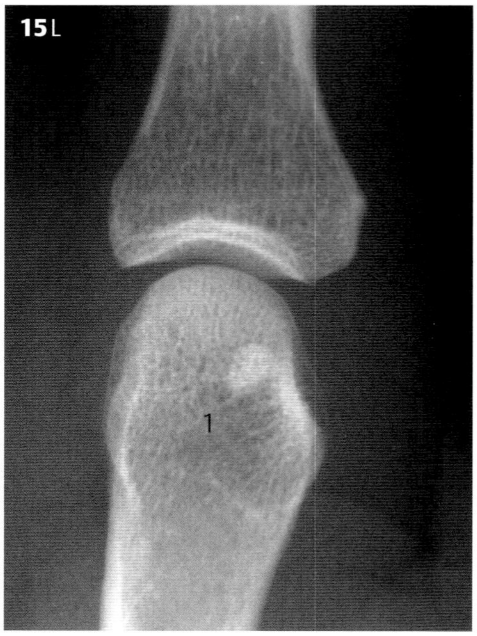

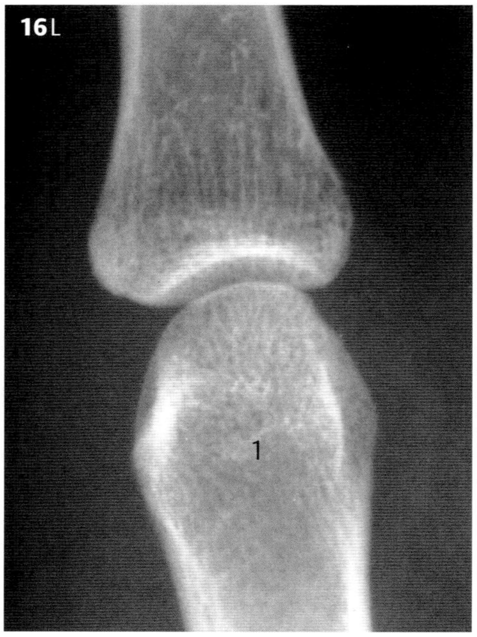

Abb. **15**L **K,K MCP II li. 1987:**
Weichteilschwellung, sonst unauffälliges Gelenk. Grad 1 aufgrund der Weichteilschwellung.

Abb. **16**L **Pr,G MCP II re. 1989:**
Knochenstruktur und Gelenkoberflächen o. B.: Grad 1 aufgrund der Weichteilschwellung. (Weitere Gründe für Grad 1 wären Gelenkspaltverschmälerung oder deutliche gelenknahe Osteoporose, die hier aber nicht vorliegen.)

Grad 2

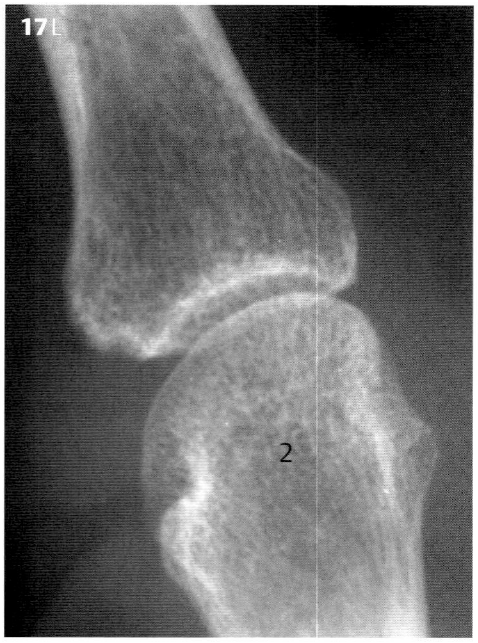

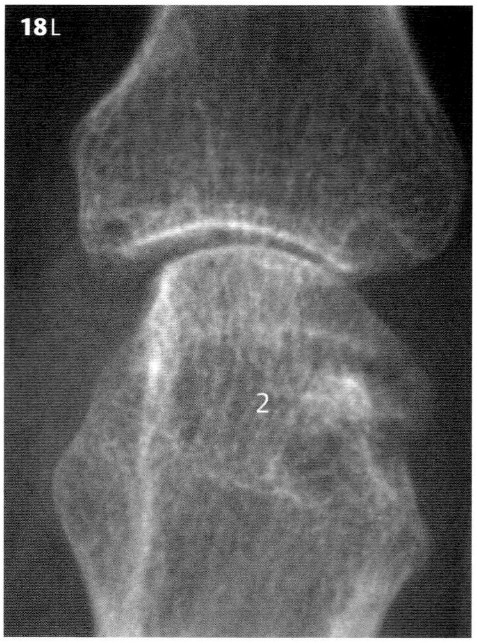

Abb. **17**L **W,R MCP II re. 1989:**
Eine kleine Erosion an der Radialseite der Grundgliedbasis. Leichte Gelenkspaltverschmälerung. Sonst o. B. Aufgrund der Erosion Grad 2.

Abb. **18**L **E,I MCP II li. 1985:**
Zwei kleine Erosionen an beiden Seiten der Fingergrundgliedbasis. Eine kleine Erosion an der Radialseite des Metakarpalköpfchens. Mehrere kleine Erosionen entsprechen Grad 2. Zusätzlich deutliche fokale Gelenkspaltverschmälerung.

Abb. 19 L **H,M MCP II li. 1995:**
Eine langstreckige Usur am Köpfchen („ausgeprägte Erosion vorhanden"), eine kleinere Usur an der Grundgliedbasis und eine Gelenkspaltverschmälerung begründen die Annahme von Grad 3. Siehe auch Abb. **17** R, **17** S, **20** V.

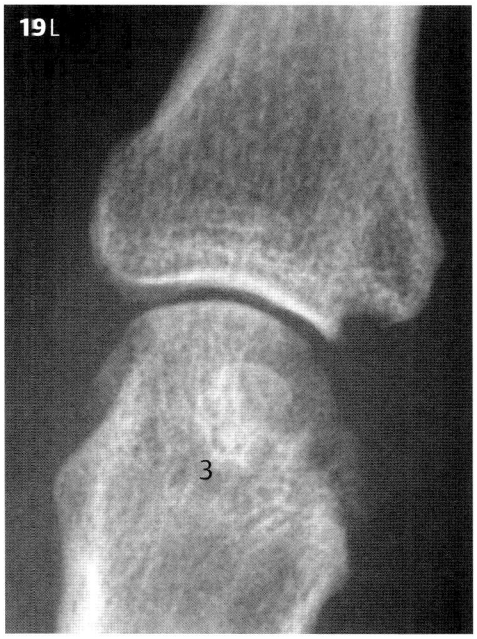

Abb. 20 L **Ro,C MCP IV li. 1992:**
Größere Usur am Köpfchen, kle ne an der Grundgliedbasis und Gelenkspaltverschmälerung: Grad 3.

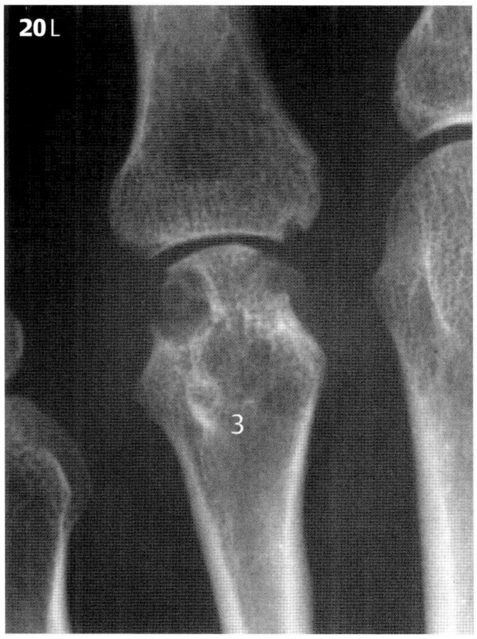

Grad 3

Abb. 21 L **W,R MCP II re. 1993:**
Die Fingergrundgliedbasis ist nahezu vollständig erodiert. Das Metakarpalköpfchen auf der Radialseite etwa zur Hälfte abgebaut. Nur ein Teil der ursprünglichen Gelenkfläche ist noch erhalten. Subluxation: Grad 4. Siehe auch Abb. **22** R.

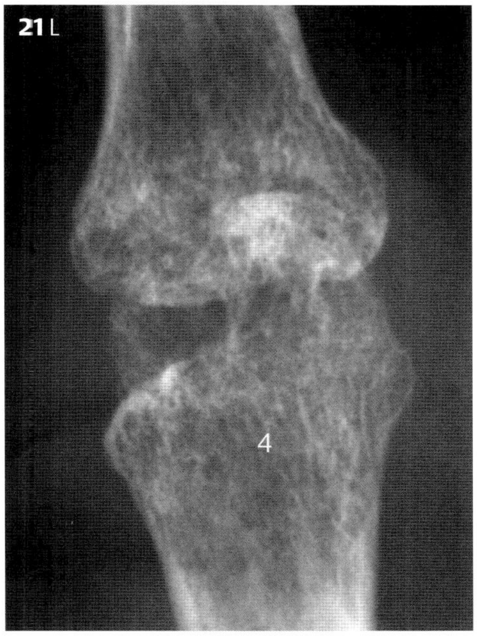

Abb. 22 L **C,M MCP II li. 1995:**
Große Teile der Grundgliedbasis und des Köpfchens destruiert, Gelenkflächen nur teilweise erhalten, starke Gelenkspaltverschmälerung: Grad 4. Siehe auch Abb. **21** R, **21** V, **23** S.

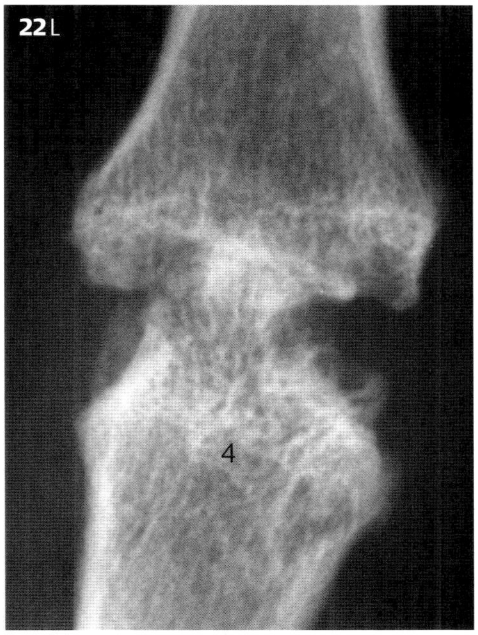

Grad 4

Abb. 23 L **C,M MCP II re. 1994:**
Die ursprünglichen Gelenkflächen sind weitestgehend destruiert. Mutilation: Grad 5. Siehe auch Abb. **23** V.

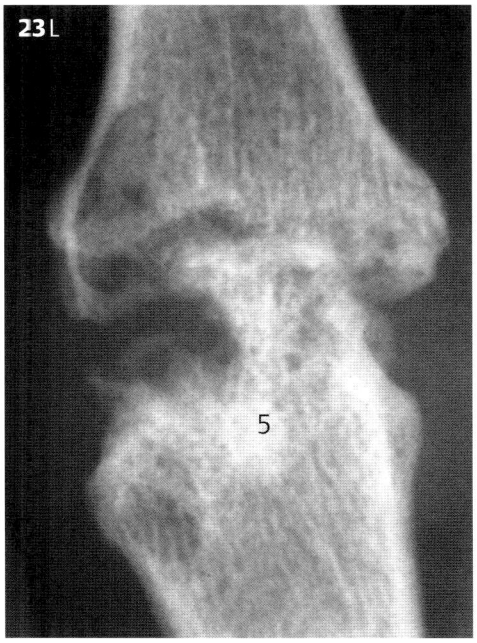

Abb. 24 L **C,M MCP II li. 1999:**
Völlige Zerstörung beider Gelenkflächen mit deutlichem Knochenabbau sowie Mutilation bedingen Grad 5.

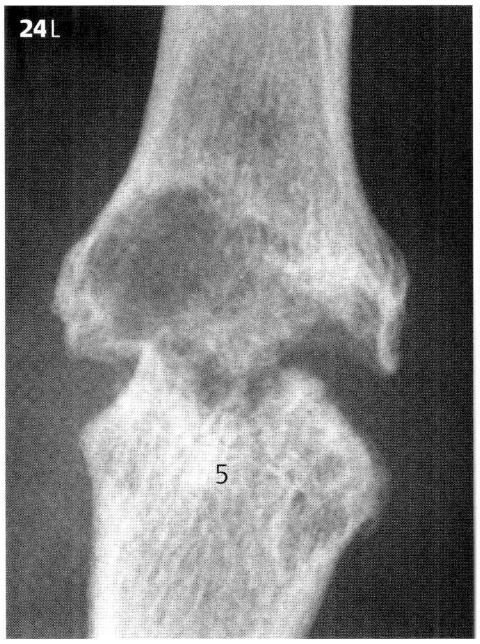

Grad 5

Grad 0

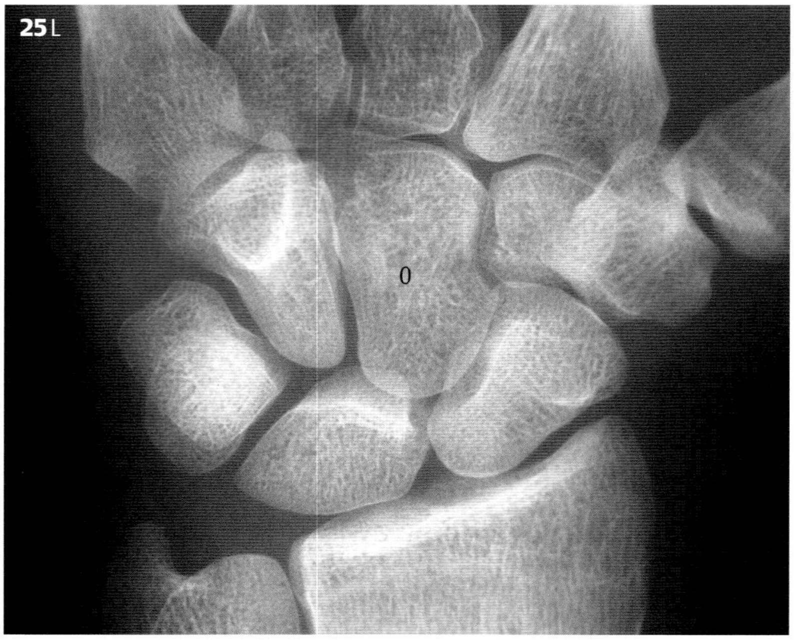

Abb. **25** L **Sp,A HG li. 1994:**
Form, Oberflächen, Gelenkspaltweiten und Knochenstruktur völlig normal: Grad 0. Siehe auch Abb. **25** R, **25** S, **25** V.

Grad 1

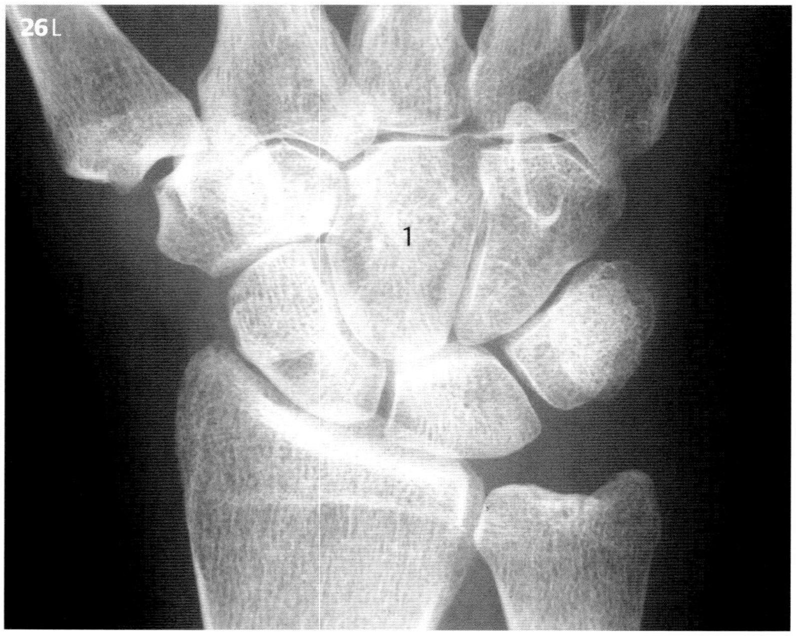

Abb. **26** L **Schr,C HG re. 1992:**
Deutliche Weichteilschwellung, besonders auf der Ulnarseite, sonst unauffällig.

Anmerkung: Beim Larsen-Score gibt es am Handgelenk keine getrennte Bewertung einzelner Messregionen, sondern eine globale Bewertung des gesamten Handgelenks. (Eine Modifikation durch Larsen selbst, bei der das Handgelenk in vier Quadranten geteilt wird, bleibt hier außer Betracht.)

Grad 2

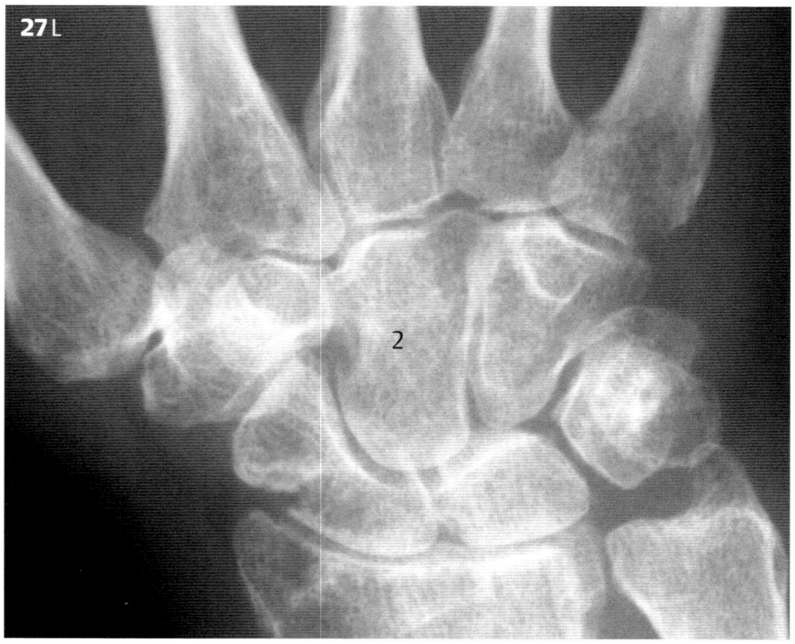

Abb. **27** L **E,I HG re. 1983**:
Kleine Usuren am Naviculare, Capitatum und Lunatum. Leichte Verschmälerung des Radiokarpalgelenkspalts: Grad 2. Siehe auch Abb. **26** R, **26** S, **26** V.

Abb. **28** L **H,H HG re. 1991:**
Mehrere ausgeprägte Erosionen an der Metacarpale-Basis I, dem Trapezium, dem Naviculare und dem Lunatum, kleinere Erosion am Processus styloideus ulnae. Verschmälerung des trapezionavikularen Gelenkspalts: Grad 3. Siehe auch Abb. **27** R, **27** S, **27** V.

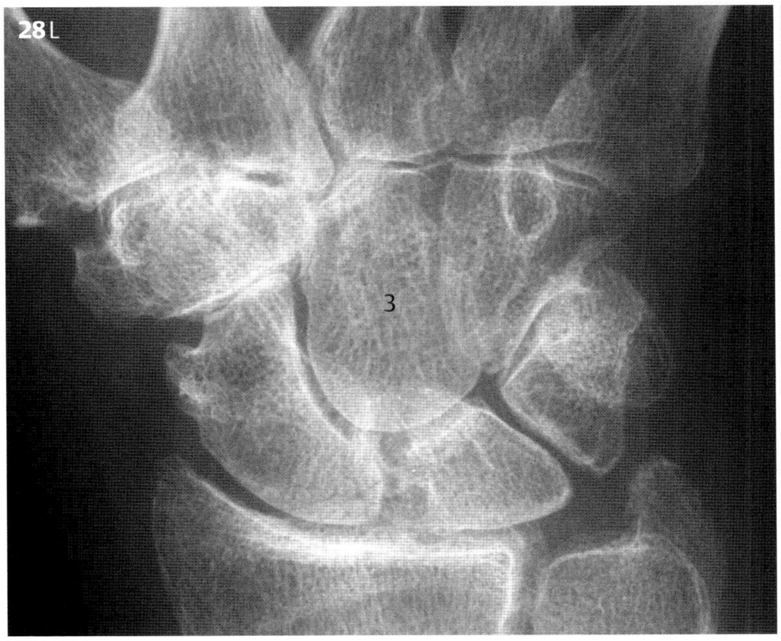

Grad 3

Abb. **29** L **E,I HG re. 1994:**
Große Erosionen an nahezu allen Handwurzelknochen, an den Basen der Metacarpalia II – V und am Radius. Nur Teile der Gelenkflächen noch erhalten. Dabei starke Gelenkspaltverschmälerungen: Grad 4. Siehe auch Abb. **28** S.

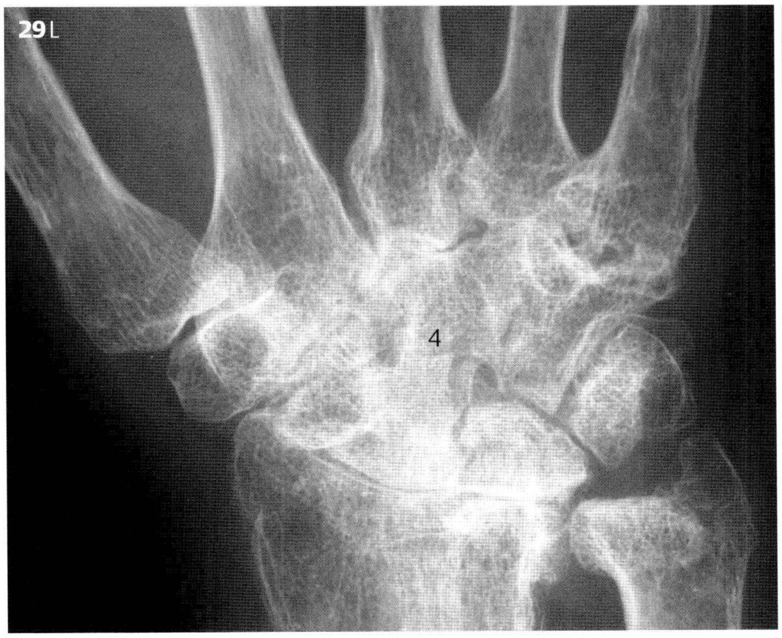

Grad 4

Abb. **30** L **E,I HG re. 2005:**
Schwerste Destruktion aller Handwurzelknochen, des Radius und der Ulna unter starkem Knochenverlust und Verkürzung der Handwurzel: Grad 5. Siehe auch Abb. **30** V.

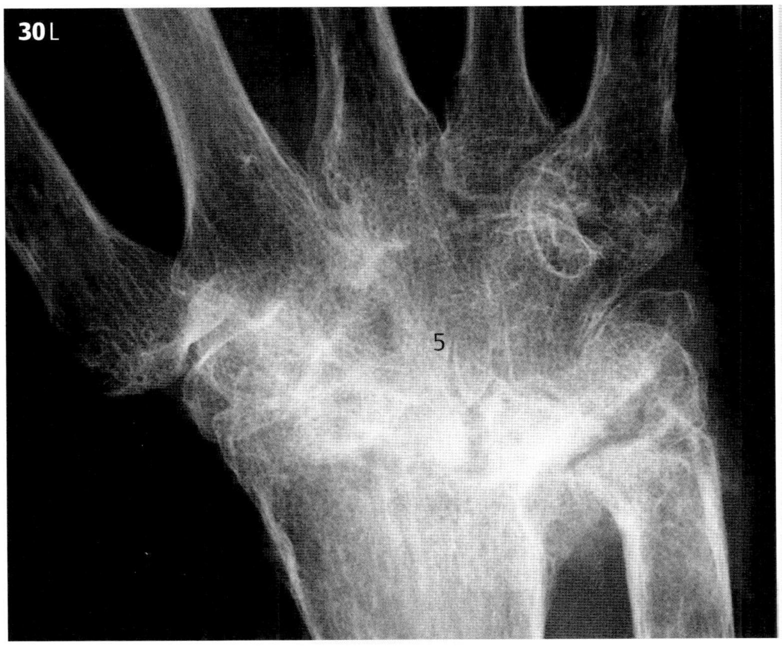

Grad 5

Grad 0

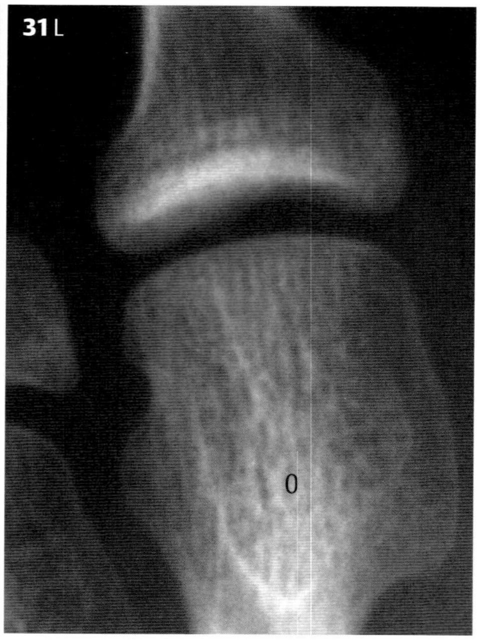

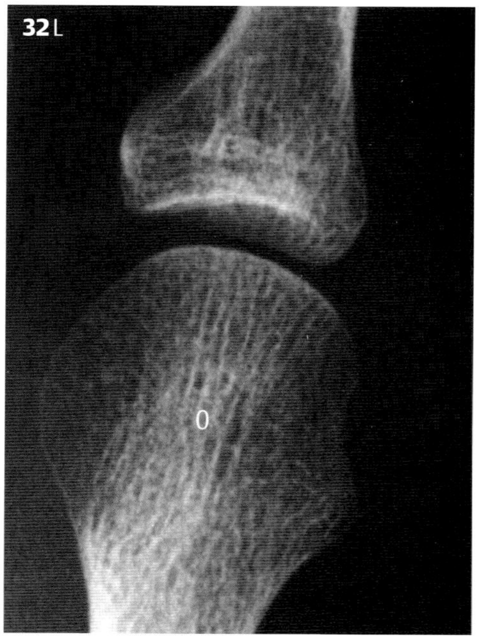

Abb. **31** L **W,R MTP II li. 1982:**
Normale Gelenkform, glatte Oberfläche ohne Erosionen, normal weiter Gelenkspalt, normale Knochenstruktur: Grad 0. Siehe auch Abb. **31** S.

Abb. **32** L **M,R MTP V re. 1997:**
Normale Form, Oberfläche und Gelenkspaltweite. Regelrechte Knochenstruktur, an der Tibialseite des Köpfchens allerdings ein Bereich subchondraler Osteoporose, anscheinend auch mit Verdünnung der Grenzlamelle, aber ohne Unterbrechung derselben: Grad 0. Siehe auch Abb. **32** R.

Grad 1

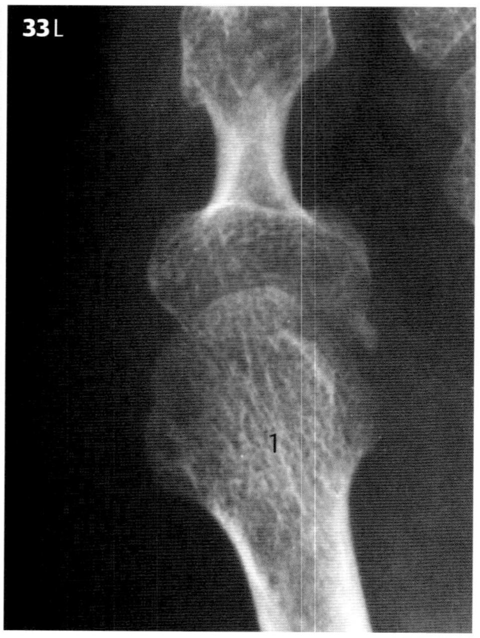

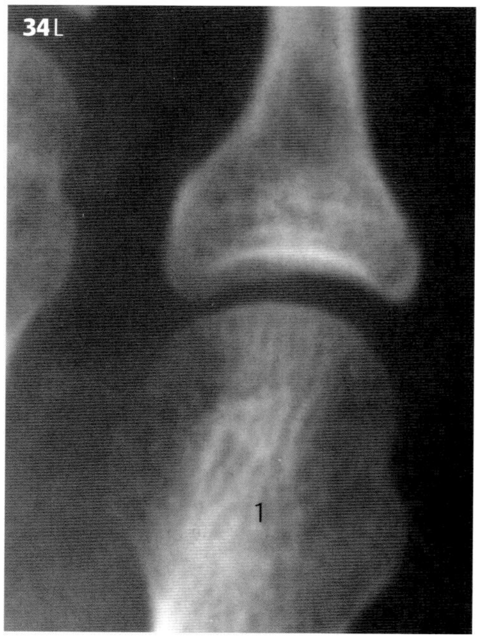

Abb. **33** L **Ro,C MTP V li. 1989:**
Deutliche Weichteilschwellung, deutliche Osteoporose von Metatarsalköpfchen und Zehengrundgliedbasis. Glatte Gelenkoberfläche ohne Usuren. Gelenkspaltverschmälerung als Folge einer Subluxationsstellung. Weichteilschwellung und Osteoporose entsprechen Grad 1.

Abb. **34** L **K,G MTP V re. 1979:**
Deutliche subchondrale Osteoporose im tibialen Anteil des Metatarsalköpfchens mit Verdünnung der Grenzlamelle. Leichte tibiale Gelenkspaltverschmälerung. Osteoporose und Gelenkspaltverschmälerung begründen Grad 1.

Grad 2

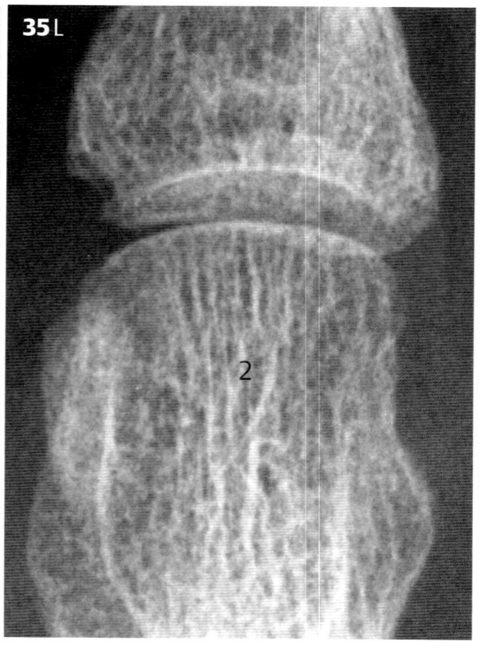

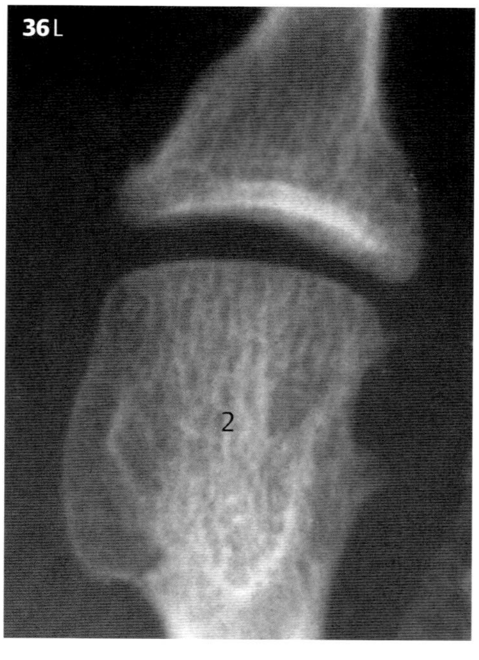

Abb. **35** L **G,F MTP II re. 1996:**
Kleine Usur an der Tibialseite der Basis, sonst o. B.: Grad 2. Siehe auch Abb. **33** R, **33** S, **34** V.

Abb. **36** L **W,R MTP II re. 1982:**
Zwei mäßig lange oberflächliche Usuren an der Tibialseite der Zehengrundgliedbasis sowie an der Fibularseite des Metatarsalköpfchens: Grad 2 („kleine Usuren vorhanden"). Siehe auch Abb. **34** R, **35** S, **35** V.

Abb. **37** L **C,M MTP III li. 1992:**
Eine ausgeprägte Usur an der Tibialseite des Metatarsalköpfchens („ausgeprägte Erosion vorhanden"). Ganz kleine Usur an der Grundgliedbasis der gleichen Seite: Grad 3.
Siehe auch Abb. **36** R.

Abb. **38** L **M,R MTP V li. 2004:**
Je eine lang gestreckte Usur an beiden Seiten des Metatarsalköpfchens. Gelenkflächen weitgehend erhalten. Somit Grad 3. Siehe auch Abb. **36** S.

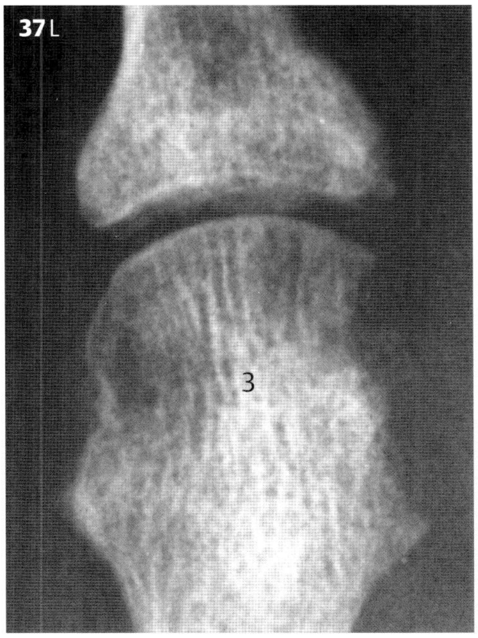

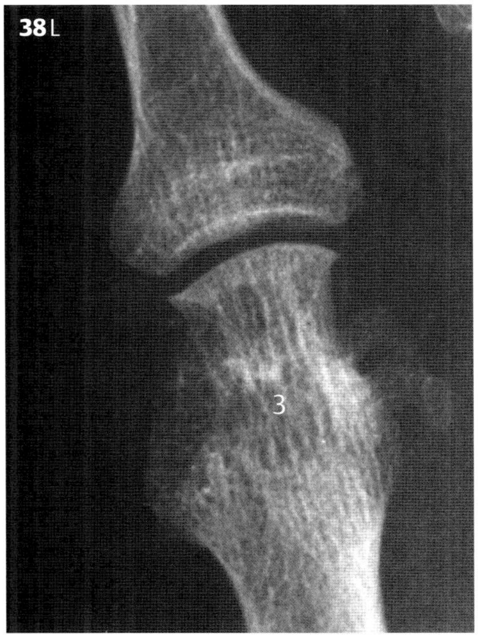

Grad 3

Abb. **39** L **C,M MTP II li. 1994:**
Große Erosionen am Köpfchen und an der Basis. Starke Gelenkspaltverschmälerung. Nur noch ein Teil der ursprünglichen Gelenkfläche an der Basis erhalten, demnach Grad 4 („große Erosionen vorhanden, nur Teile der Gelenkflächen noch erhalten"). Siehe auch Abb. **39** R, **43** V.

Abb. **40** L **C,M MTP V li. 1993:**
Große Erosionen, besonders am Köpfchen, nur noch ein Teil der Gelenkfläche erhalten, demnach Grad 4. Siehe auch Abb. **38** R, **41** V.

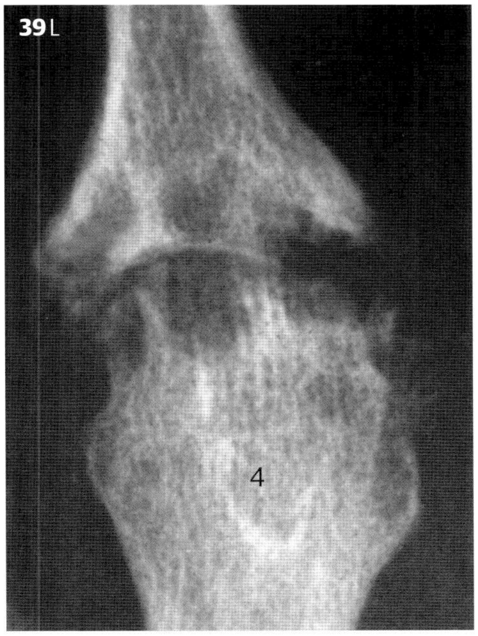

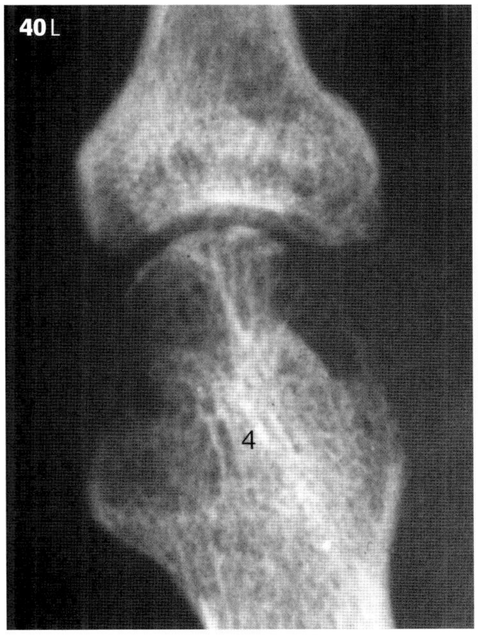

Grad 4

Abb. **41** L **C,M MTP V li. 1994:**
Schwerste Destruktion beider Gelenkoberflächen mit starkem Substanzverlust des Knochens. Mutilation: Grad 5. Siehe auch Abb. **41** R, **46** V.

Abb. **42** L **C,M MTP V re. 1996:**
Schwere Destruktion beider gelenkbildenden Knochenanteile, keine Reste der ursprünglichen Gelenkflächen erhalten. Mutilation: Grad 5.
Siehe auch Abb. **42** R.

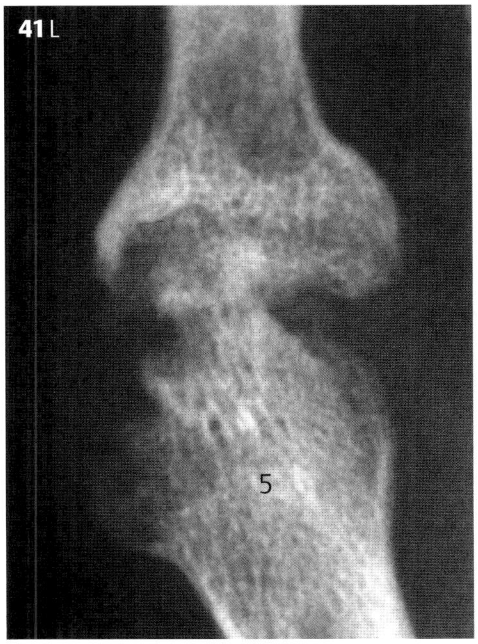

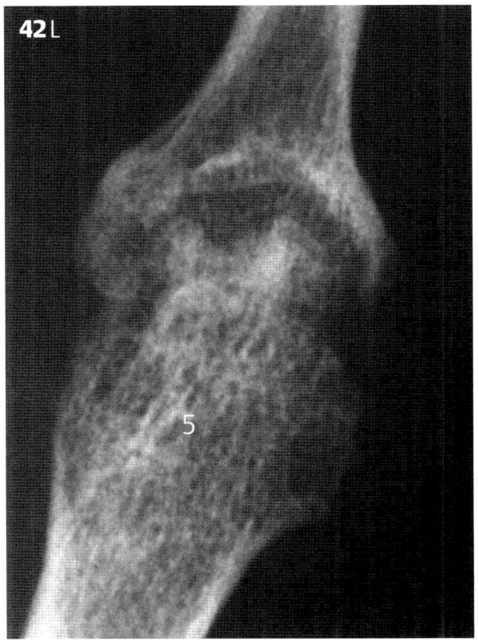

Grad 5

Beim Sharp-Erosionsscore erfolgt die Graduierung (0–5) im Wesentlichen aufgrund der Zahl der Erosionen ohne Berücksichtigung ihrer Größe. Bei schwer abgrenzbaren Erosionen, beispielsweise wenn sie ineinander übergehen, soll auch der Anteil an der Gelenkoberfläche (ohne genaue Anweisung) berücksichtigt werden. Der Höchstwert von 5 ist bei 5 Erosionen erreicht oder wenn 50% oder mehr einer der beiden Gelenkflächen destruiert sind.

Sharp-Erosionsscore

Grad 0	keine Erosionen
Grad 1	1 Erosion
Grad 2	2 Erosionen
Grad 3	3 Erosionen
Grad 4	4 Erosionen
Grad 5	> 4 Erosionen oder > 50% der Oberfläche einer der beiden artikulierenden Gelenkflächen zerstört

Folgende Gelenke werden bewertet: PIP II–V, IP I (Daumen), MCP I–V, Basis des Metacarpale I, Trapezium, Naviculare, Lunatum, Triquetrum/Pisiforme, Radius, Ulna, MTP I–V, IP I (Großzehenendgelenk). Während der Sharp-Score ursprünglich nur für die Gelenke der Hand konzipiert wurde, werden heute im Allgemeinen auch die Zehengelenke gescort.

Für 34 Gelenke der Hand (Abb. **6**) beträgt der Erosionsscore 0–170, für die 12 Gelenke der Vorfüße beträgt er 0–60. Der gesamte Erosionsscore für Hände und Füße beträgt somit 0–230.

In der Praxis wird aber heute die Region Triquetrum/Pisiforme wegen schlechter Beurteilbarkeit nicht mehr gescort. Dadurch reduziert sich der maximale Erosionsscore um 10 auf 220. Diese letztere Version wird im Bildteil verwendet.

Zur Darstellung des Handgelenks im Bildteil: Im Sharp-System gibt es keine globale Bewertung für das Handgelenk wie im Larsen-Score. Eine getrennte Darstellung der einzelnen Regionen (Metacarpale I, Multangulum, Naviculare, Lunatum, Radius, Ulna) würde eine Vielzahl von Abbildungen bedingen und unübersichtlich sein. Zur Verbesserung der Übersicht wird das Handgelenk im Bildteil jeweils als Ganzes dargestellt und die Scorewerte werden an den verschiedenen Messstationen als Ziffern angegeben. Deshalb kann im Bildteil für das Handgelenk jeweils kein einheitliches Stadium angegeben werden, vielmehr wird das Handgelenk in diesem Atlas von „normal" über „gering" bis „sehr stark verändert" eingestuft.

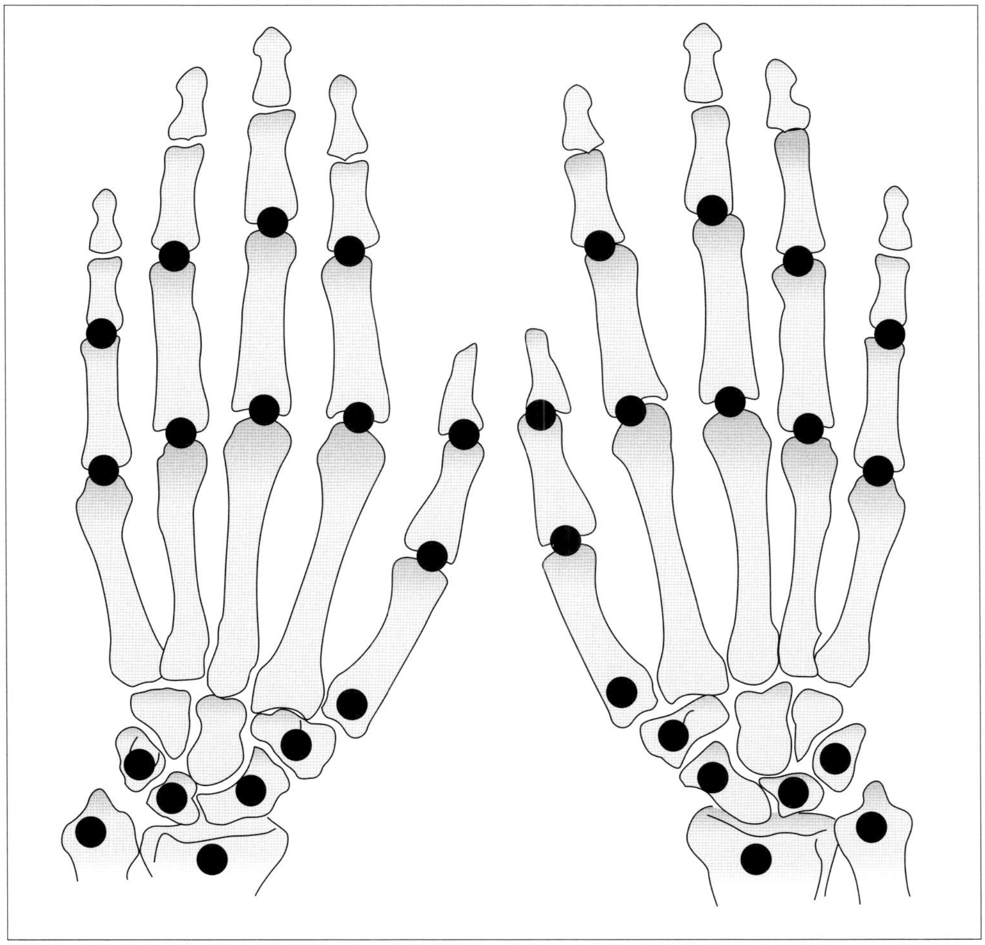

Abb. **6** Gelenke, die im Sharp-Erosionsscore bewertet werden. Triquetrum/Pisiforme wird heute im Allgemeinen nicht mehr bewertet.

Grad 0

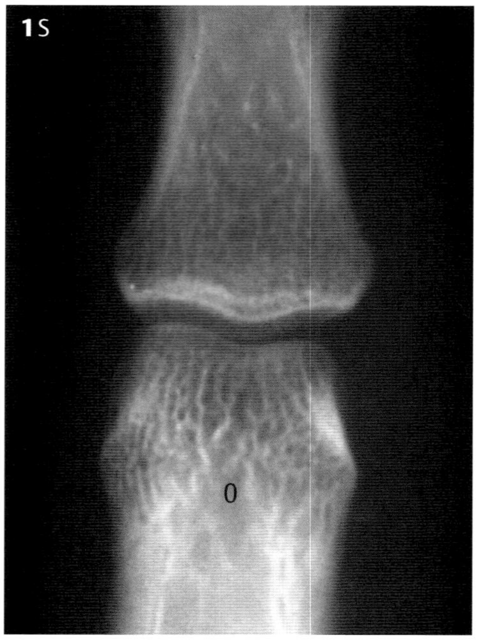

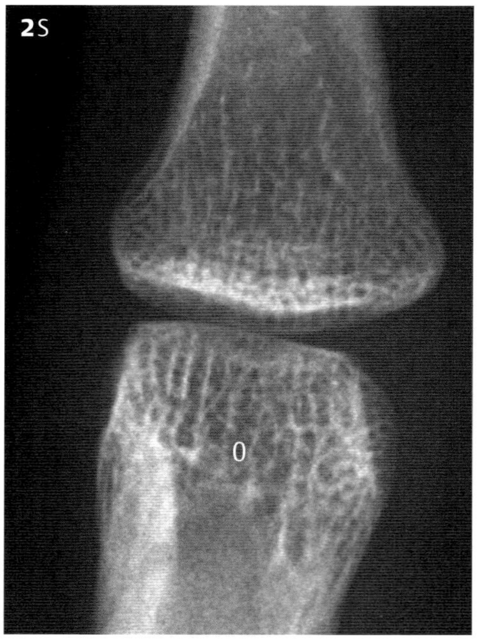

Abb. **1** S **Sp,A PIP II li. 1994:**
Gelenkkonturen, Gelenkspaltweite, Knochenstruktur völlig normal. Keine Erosionen. Grad 0. Siehe auch Abb. **1** L, **1** V, **2** R.

Abb. **2** S **S,M PIP II li. 1996:**
Normales Gelenk, keine Erosionen: Grad 0. Siehe auch Abb. **1** R, **2** L, **2** V.

Grad 1

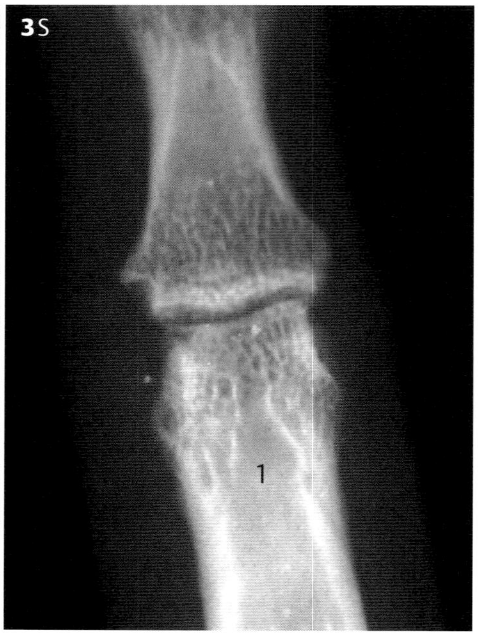

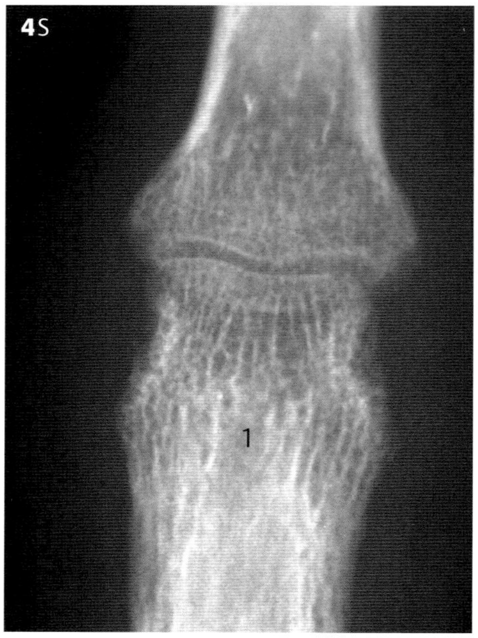

Abb. **3** S **Pr,G PIP II re. 1992:**
Kleine Erosion an der Radialseite der Fingermittelgliedbasis, sonst keine Erosionen. Normal weiter Gelenkspalt. Leichte Weichteilschwellung. Das Vorhandensein einer Erosion bedeutet Grad 1 im Sharp-Score. Siehe auch Abb. **3** R, **5** L, **3** V.

Abb. **4** S **Sp,A PIP III li. 1994:**
Langstreckige Usur an der ulnaren Seite des Fingergrundgliedköpfchens, sonst o. B.: Grad 1. Die Zahl der Erosionen wird im Sharp-Score unabhängig von ihrer Größe bewertet. Siehe auch Abb. **6** V.

Grad 2

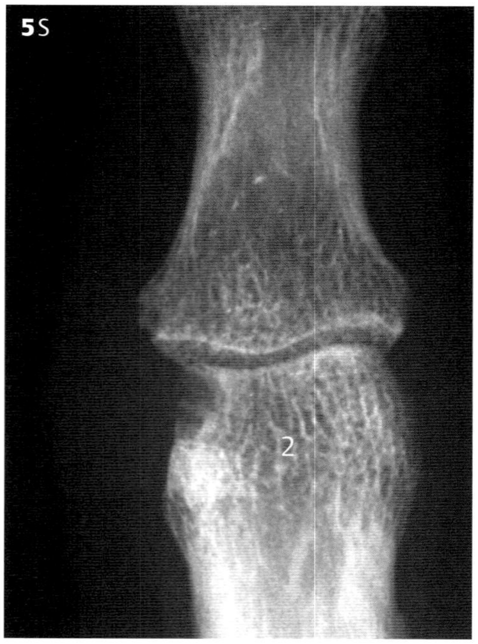

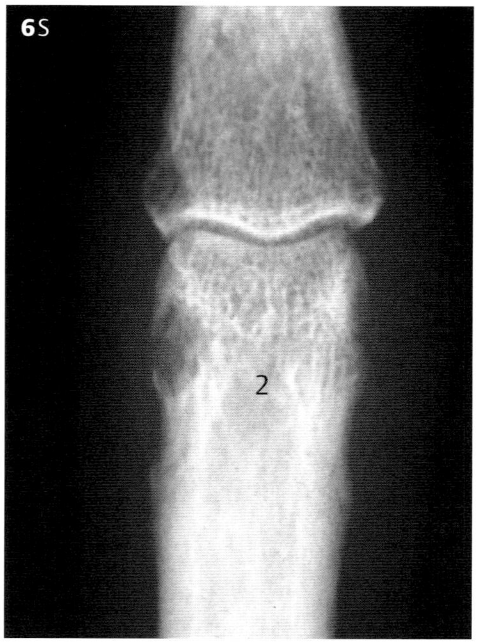

Abb. **5** S **M,R PIP II re. 2001:**
Je eine kleinere Erosion am Grundgliedköpfchen und an der Mittelgliedbasis, sonst o. B. Zwei Erosionen: Grad 2. Siehe auch Abb. **5** V.

Abb. **6** S **H,M PIP III li. 1995:**
Relativ tiefe Usur mit kleiner Öffnung an der Ulnarseite des Grundgliedköpfchens. „Subchondrale Zyste" (vermutlich orthograd getroffene Usur) an der Ulnarseite der Mittelgliedbasis. Usur und „Zyste" werden im Sharp-Score gewertet, demnach Grad 2. Siehe auch Abb. **4** V.

Abb. 7 S **M,R PIP IV re. 2005:**
Langstreckige Erosion am Grundgliedköpfchen und zwei „Zysten“ an der Mittelgliedbasis: Grad 3.

Abb. 8 S **H,M PIP IV li. 1996:**
Eine längere Erosion an der radialen Seite des Grundgliedköpfchens. An der Mittelgliedbasis eine „Zyste“ und eine Erosion: Grad 3.

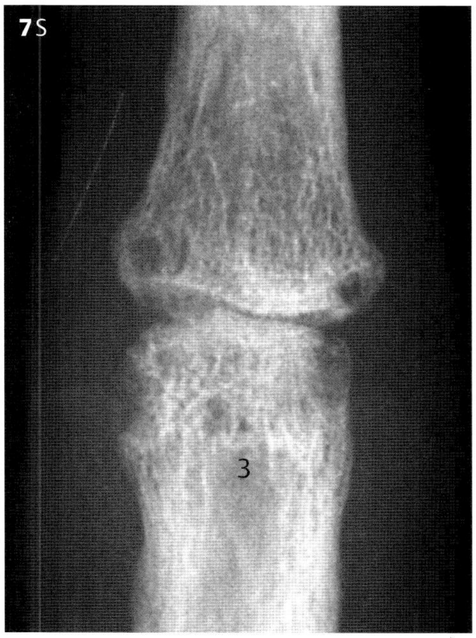

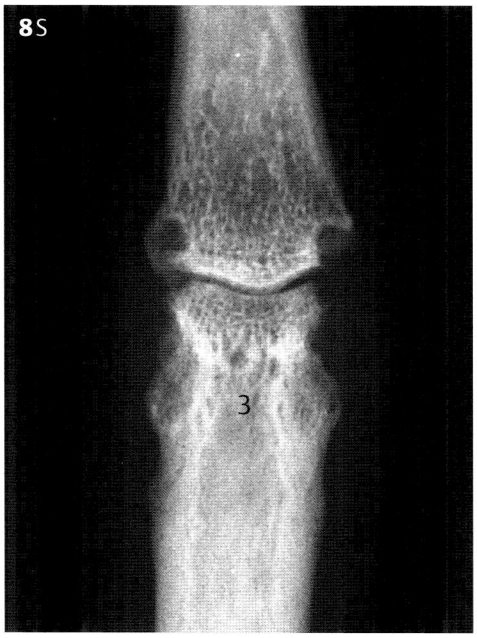

Grad 3

Abb. 9 S **E,I PIP III re. 1985:**
Vier Erosionen, jeweils an den Kanten der Gelenkflächen, leichte gelenknahe Osteoporose, normal weiter Gelenkspalt: Grad 4.
Siehe auch Abb. **6** R, **7** L, **11** V.

Abb. 10 S **M,R PIP III re. 2005:**
Insgesamt vier meist kleine Erosionen: Grad 4.
Siehe auch Abb. **4** R, **6** L, **9** V.

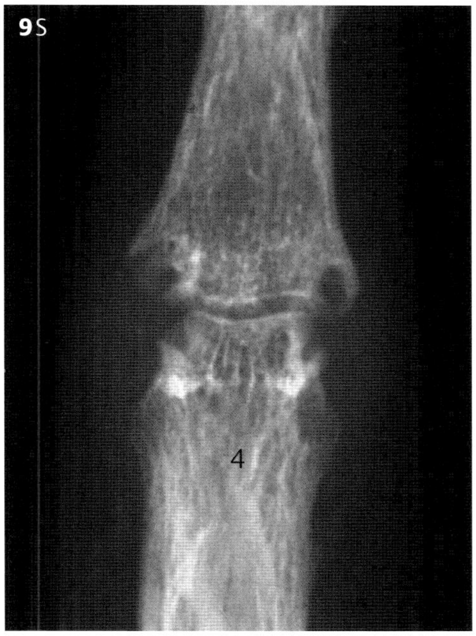

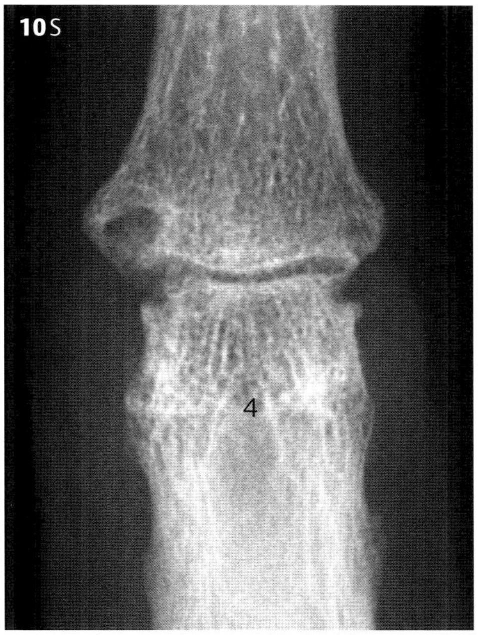

Grad 4

Abb. 11 S **E,I PIP III re. 1986:**
Die distale Gelenkfläche ist an zahlreichen Stellen, besonders lateral beidseitig, erodiert. Insgesamt sind hier > 50 % der Gelenkfläche zerstört. Dieser Umstand klassifiziert das Gelenk schon als Grad 5, unabhängig von der Zahl der Erosionen. Das Beispiel zeigt, dass Erosionen häufig konfluieren, nicht scharf abgrenzbar und deshalb schwer zu zählen sind. Ihre sicher über 4 liegende Zahl würde das Gelenk ebenfalls als Grad 5 klassifizieren.
Siehe auch Abb. **9** R, **9** L.

Abb. 12 S **E,I PIP III re. 1987:**
Beide Gelenkflächen sind unter Knochenverlust komplett erodiert, somit Grad 5.
Siehe auch Abb. **11** R, **11** L.

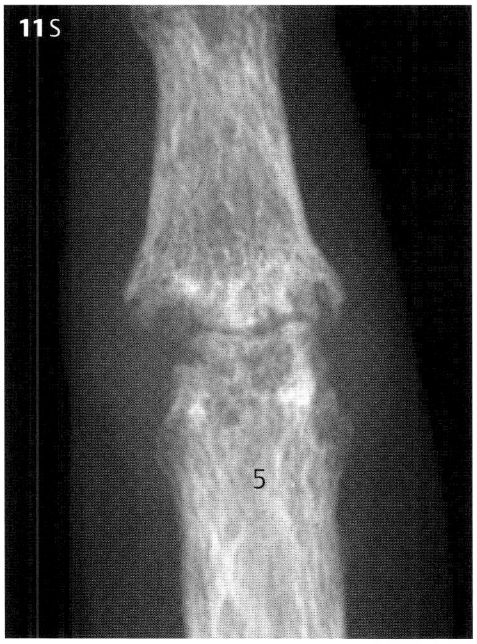

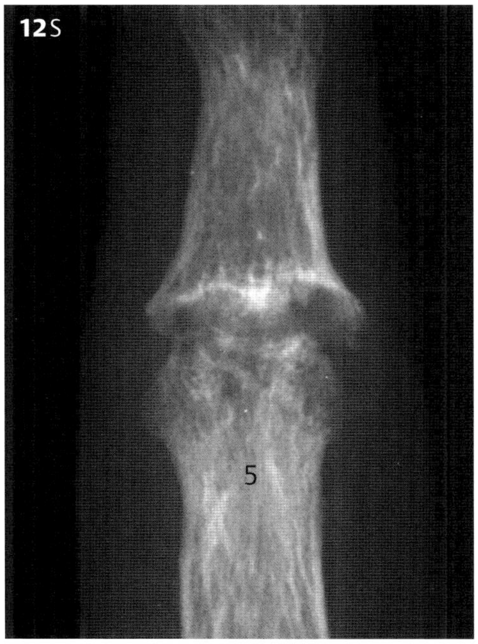

Grad 5

Grad 0

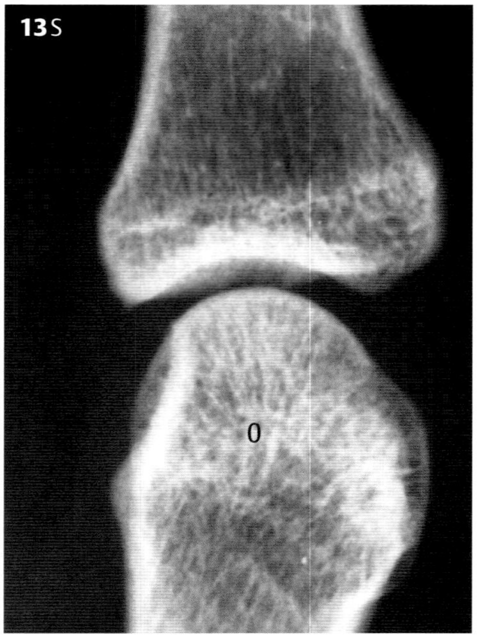

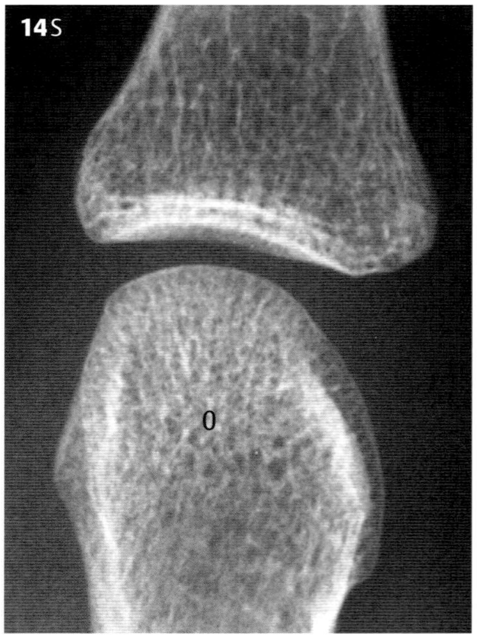

Abb. **13**S **C,M MCP II li. 1992:** Normales Fingergrundgelenk mit normal weitem Gelenkspalt, glatter Gelenkoberfläche und regelrechter Knochenstruktur: Grad 0.

Abb. **14**S **S,M MCP II li. 1996:** Regelrechtes Fingergrundgelenk: Grad 0.

Grad 1

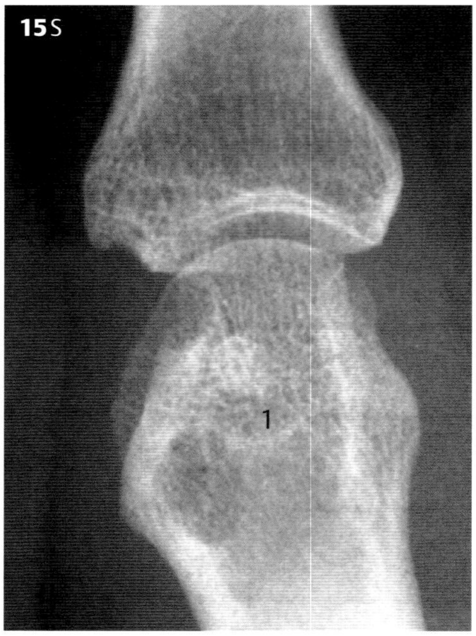

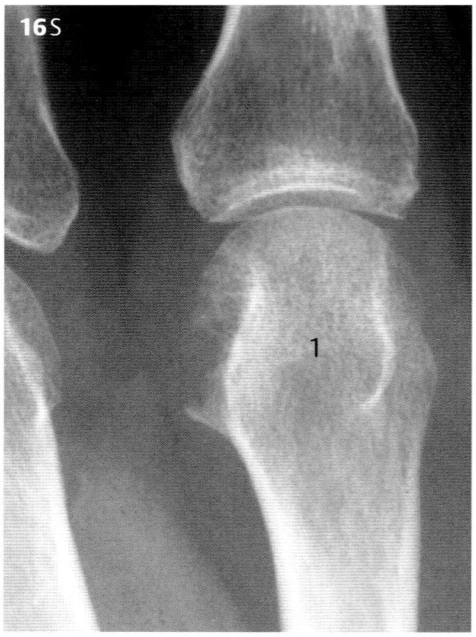

Abb. **15**S **B,C MCP II re. 1997:** Kleine Usur an der Fingergrundgliedbasis, fokale Gelenkspaltverschmälerung, sonst o. B.: Grad 1.

Abb. **16**S **K,K MCP III re. 1989:** Langstreckige Usur an der Radialseite des Metakarpalköpfchens. Im oberen Teil der Usur noch osteoporotischer und zystisch durchsetzter Knochen vorhanden, der bei anhaltender Krankheitsaktivität ebenfalls abgebaut werden dürfte: Grad 1. Siehe auch Abb. **16**R, **18**V.

Grad 2

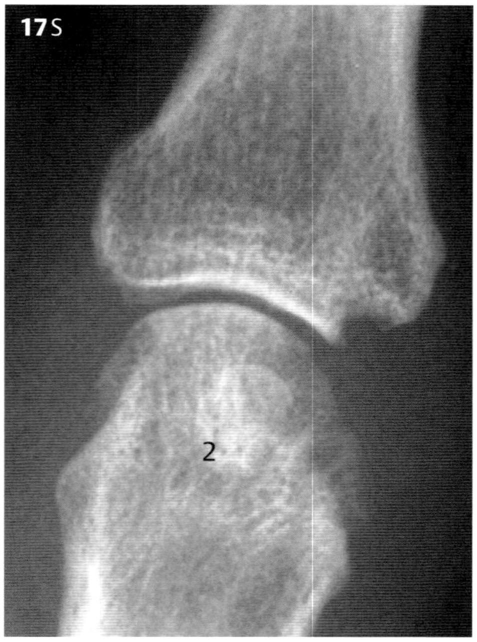

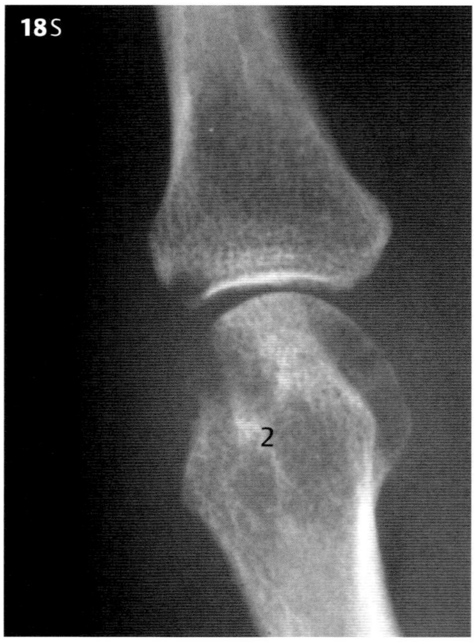

Abb. **17**S **H,M MCP II li. 1995:** Langstreckige Usur an der Radialseite des Köpfchens, kleinere Usur an der Radialseite der Grundgliedbasis. Insgesamt zwei Usuren, demnach Grad 2. Siehe auch Abb. **17**R, **19**L, **20**V.

Abb. **18**S **H,M MCP V li. 1995:** Je eine Usur an Köpfchen und Basis: Grad 2. Zone starker subchondraler Osteoporose bei Verdünnung der Grenzlamelle an der Radialseite des Metakarpalköpfchens. Vorstufe einer bald eintretenden Erosion?

Abb. **19** S **M,M MCP I li. 1993:**
An Basis und Köpfchen insgesamt drei Usuren: Grad 3.

Abb. **20** S **B,R MCP III re. 1988:**
Eine tiefe Usur mit überhängendem Knochenrand an der Radialseite des Metakarpalköpfchens. Langstreckige Usur an der Ulnarseite des Köpfchens, in deren Bereich bereits neu gebildeter Knochen im Sinne einer Heilung (Reparation) erkennbar ist. Kleinere Usur auch an der Ulnarseite der Fingergrundgliedbasis. Leichte Subluxationsstellung: Grad 3.

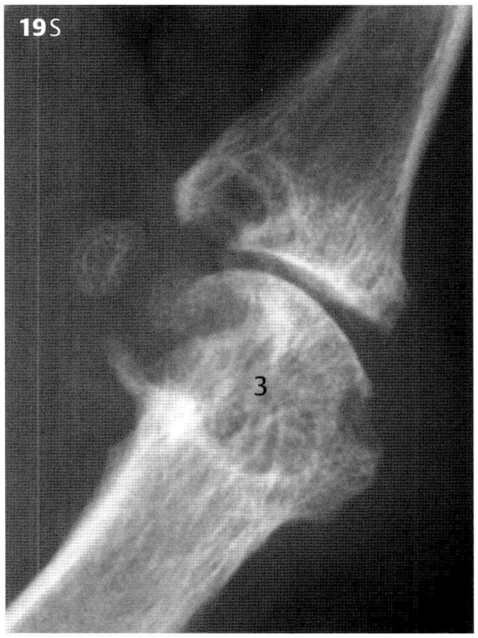

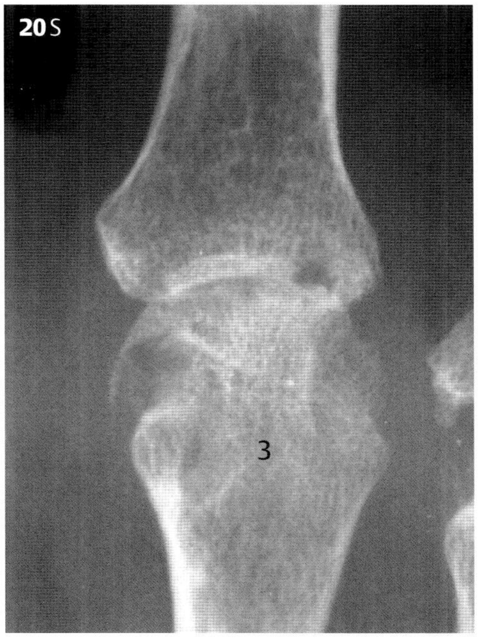

Grad 3

Abb. **21** S **M,M MCP II li. 1992:**
Insgesamt vier Erosionen, zwei große am Köpfchen, zwei kleine an der Basis: Grad 4.

Abb. **22** S **H,M MCP V li. 1996:**
Je zwei Erosionen am Köpfchen und an der Basis: Grad 4.

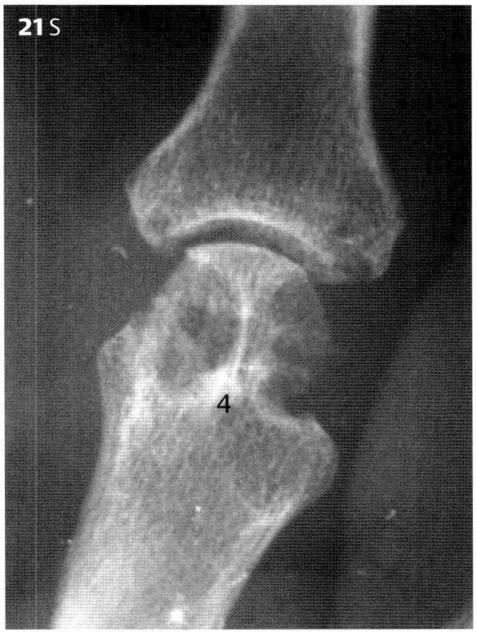

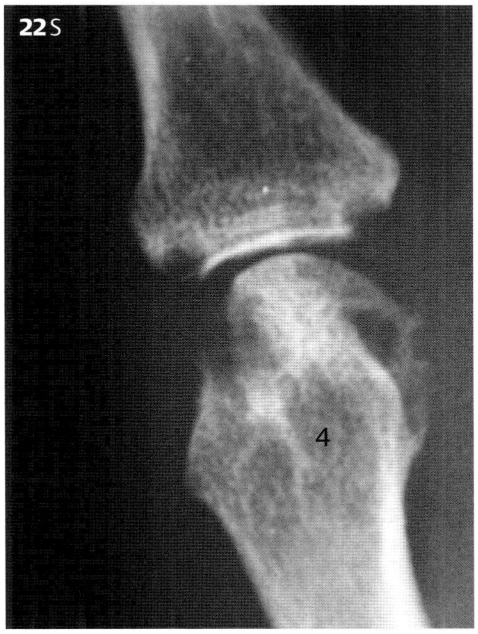

Grad 4

Abb. **23** S **C,M MCP II li. 1995:**
Weitgehende Destruktion der distalen Gelenkfläche. Die Gelenkfläche am Köpfchen ist nur teilweise noch erhalten: Grad 5. (Beim Sharp-Score ist Grad 5 dann schon gegeben, wenn 50 % oder mehr einer der beiden Gelenkflächen destruiert sind.) Siehe auch Abb. **21** R, **21** V, **22** L.

Abb. **24** S **C,M MCP II li. 1999:**
Destruktion beider Gelenkflächen mit erheblichem Substanzverlust. Mutilation: Grad 5. Gegenüber Abb. **23** S (gleicher Patient nach 4 Jahren) deutlicher weiterer Knochenabbau an beiden Gelenkflächen.

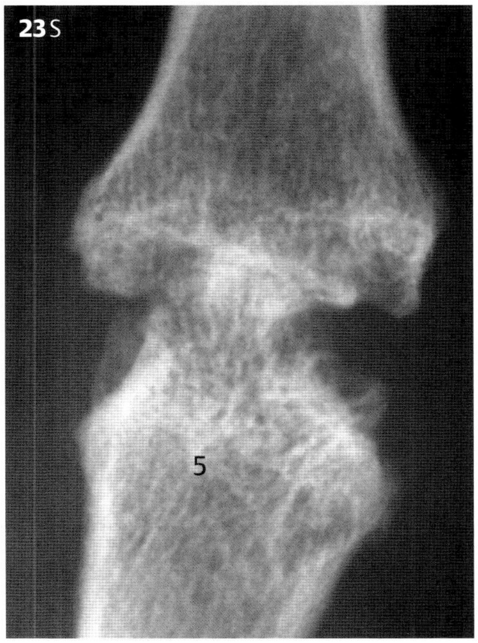

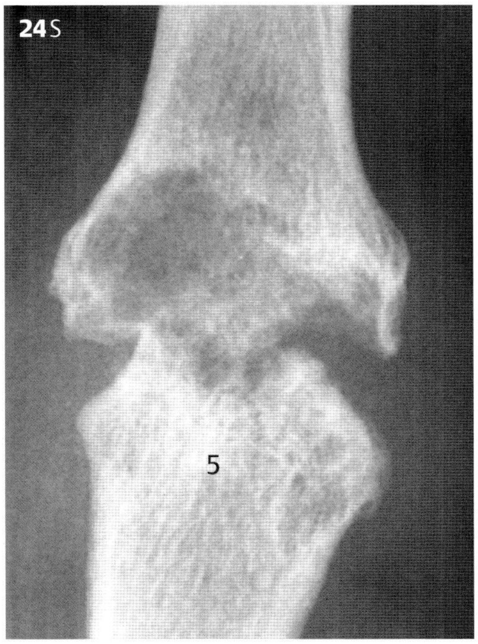

Grad 5

normal

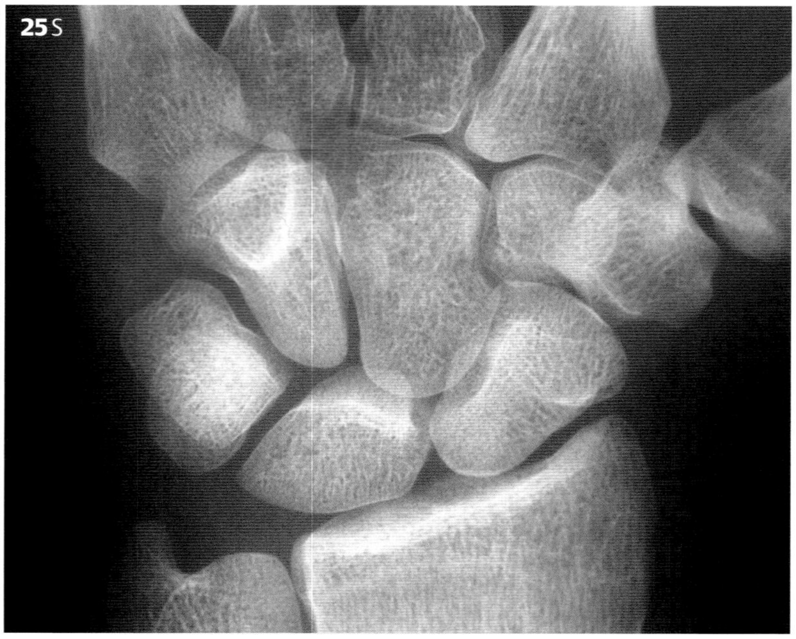

Abb. **25** S **Sp,A HG li. 1994:**
Völlig regelrechtes Handgelenk ohne Erosionen bei normaler Knochenstruktur: Grad 0. Siehe auch Abb. **25** R, **25** L, **25** V.

sehr geringe Veränderungen

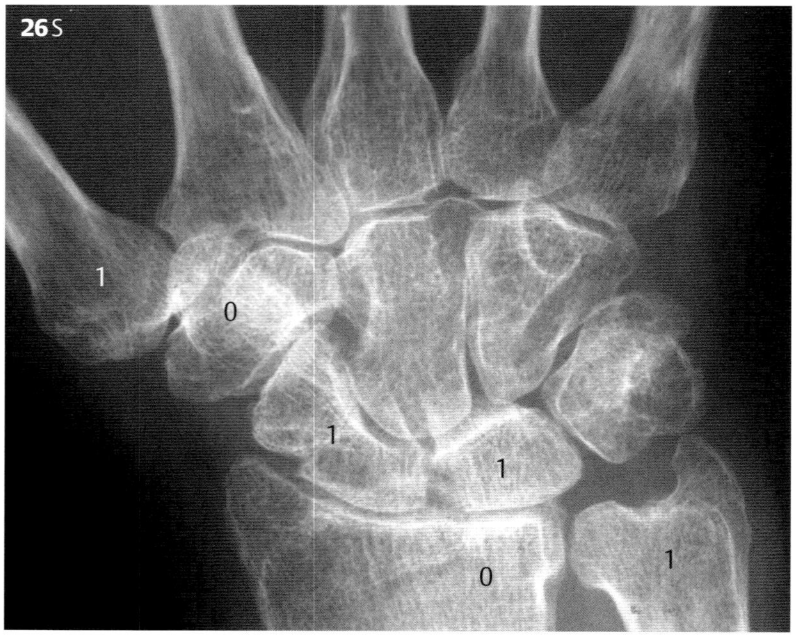

Abb. **26** S **E,I HG re. 1983:**
Kleine Erosionen an Metacarpale-I-Basis, Naviculare, Lunatum und Ulna, jeweils mit 1 bewertet. Siehe auch Abb. **26** R, **27** L, **26** V.

Im Sharp-System gibt es keine globale Bewertung für das Handgelenk. Dennoch wird das Handgelenk hier jeweils als Ganzes dargestellt, um die Orientierung zu erleichtern. Die Scorewerte an den verschiedenen Messstationen werden als Ziffern angegeben. Mit ansteigendem Scorewert wird das Handgelenk hier von „normal“ über „gering“ bis „sehr stark verändert“ eingestuft.

geringe Veränderungen

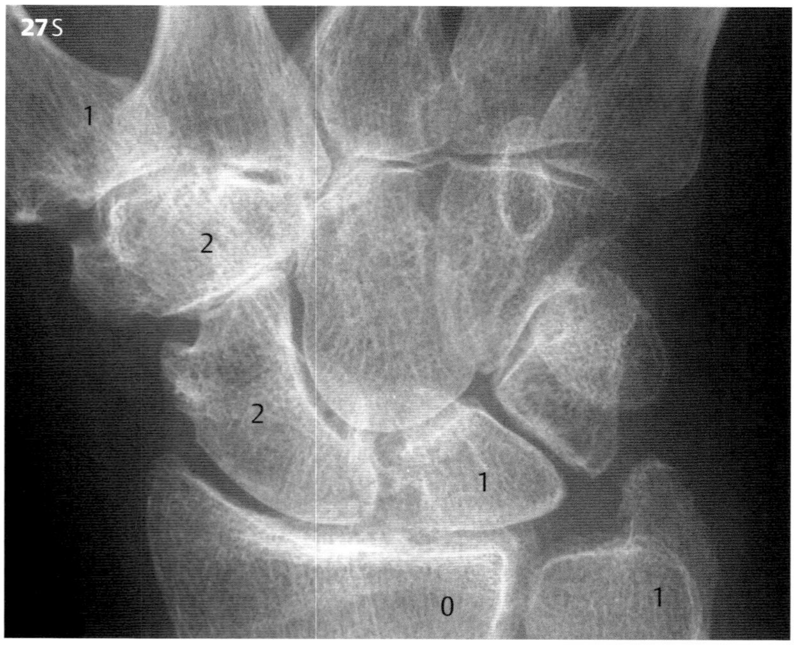

Abb. **27** S **H,H HG re. 1991:**
Eine Erosion an der Metacarpale-I-Basis. Zwei Erosionen – radial und distal – am Trapezium, zwei Erosionen, ebenfalls radial und distal, am Naviculare, eine Erosion an Lunatum, eine kleine Erosion an der Ulna. Siehe auch Abb. **27** R, **28** L, **27** V.

Abb. **28** S **E,I HG re. 1994:**
Metacarpale-I-Basis ohne Erosion (Grad 0). An den übrigen Knochen sind einzelne Erosionen praktisch nicht gegeneinander abgrenzbar. Für diese Fälle hat Sharp in seinem „Modified Sharp Score" die Lösung des Ratingen-Scores übernommen, d. h. die Bewertung nach der betroffenen Oberfläche in 20%-Schritten vorzunehmen. Im vorliegenden Fall sind am Trapezium, am Naviculare und am Lunatum jeweils zwischen 40% und 60% der Oberfläche destruiert, entsprechend Grad 3. An der Ulna und am Radius jeweils Grad 2. Siehe auch Abb. **29** L.

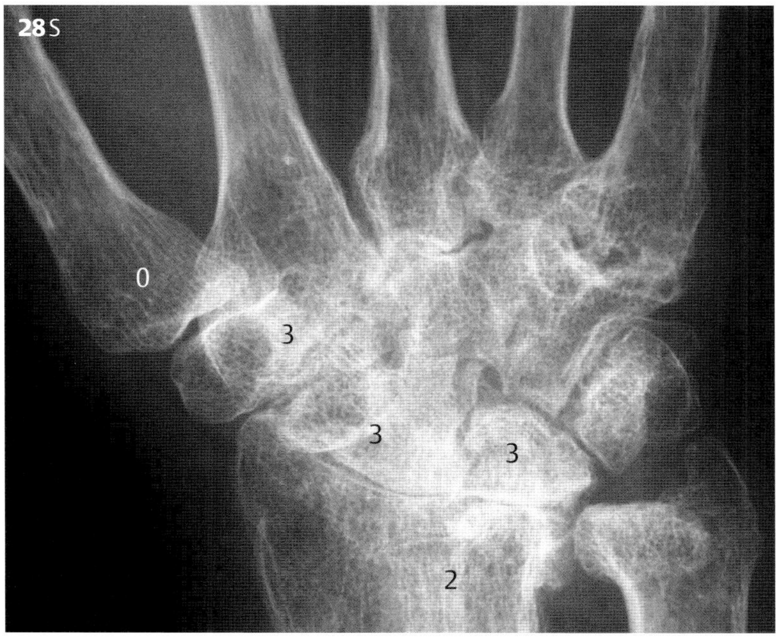

mäßige Veränderungen

Abb. **29** S **E,I HG re. 2000**:
Metacarpale-I-Basis intakt. Die prozentuale Oberflächendestruktion am Trapezium, dem Naviculare und dem Lunatum jeweils knapp 80%, demnach Grad 4. Radius und Ulna sind ebenfalls zu jeweils 80% betroffen. Naviculare und Lunatum könnten auch mit Grad 5 bewertet werden. Siehe auch Text zu Abb. **28** S. Siehe auch Abb. **29** V.

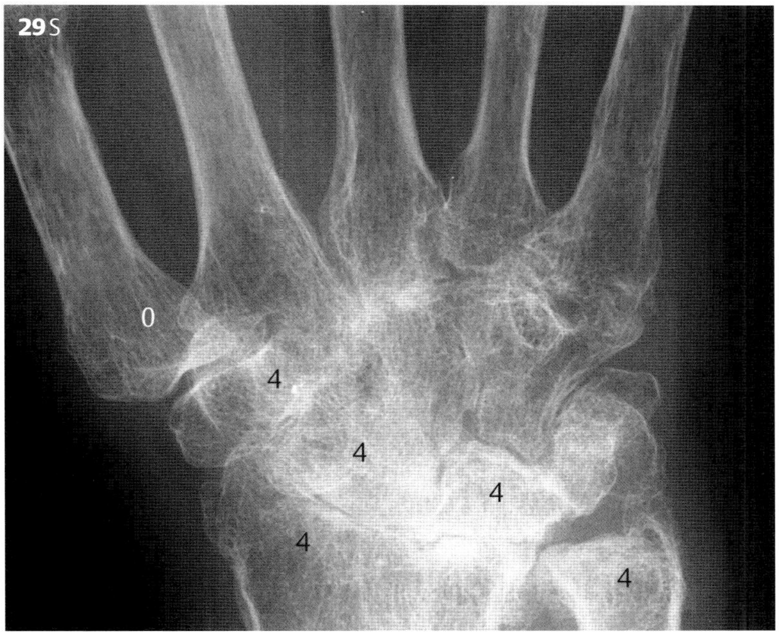

starke Veränderungen

Abb. **30** S **O,L HG re. 1995:**
Die Knochen der proximalen Handwurzelreihe, der distale Radius und die Ulna sind sehr stark erodiert unter deutlicher Lyse von Naviculare, Lunatum, Radius- und Ulnaende. Die Handwurzel ist auf diese Weise insgesamt deutlich verkürzt. Die Gelenkspalten sind weitestgehend aufgehoben. Im Einzelnen sind am Trapezium die ulnare und proximale Oberfläche teilweise flach erodiert (Grad 2), am Naviculare nur noch Teile der distalen Gelenkfläche erhalten (4), die Oberfläche des Lunatums komplett destruiert (5), ebenso die Radiusoberfläche (5) und die der Ulna (4). Siehe auch Text zu Abb. **28** S.

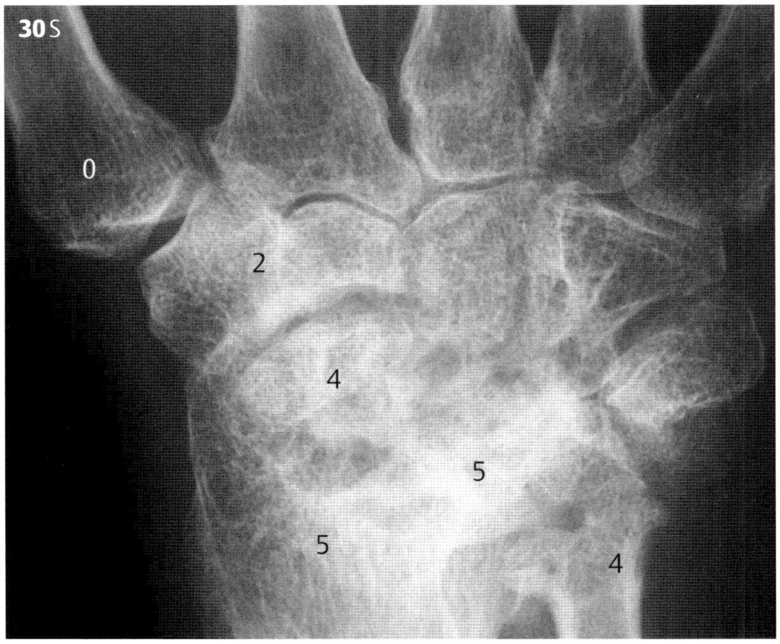

sehr starke Veränderungen

Grad 0

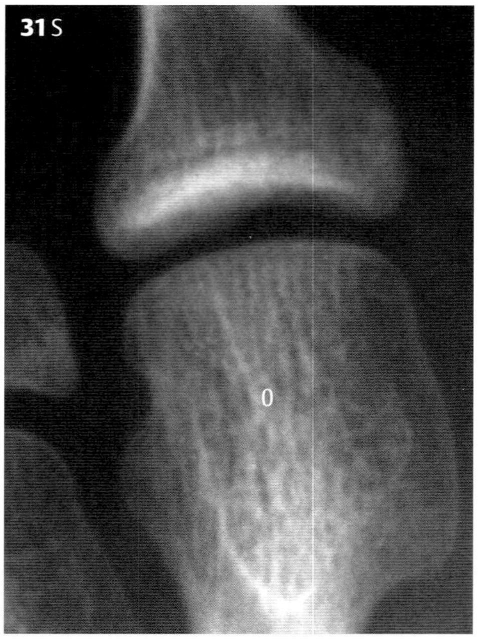

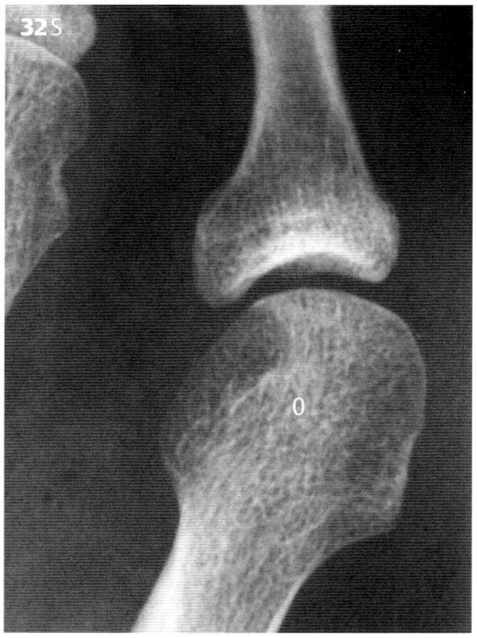

Abb. 31 S **W,R MTP II li. 1982:**
Normales Metatarsalgelenk ohne Erosionen bei glatter Gelenkoberfläche: Grad 0.

Abb. 32 S **Schr,C MTP V re. 1992:**
Im Bereich der tibialen Gelenkfläche subchondrale Osteoporose, die aber nicht gewertet wird. Sie könnte auf eine sich hier später entwickelnde Erosion hinweisen. Ebenso wenig wird die bestehende fokale Gelenkspaltverschmälerung hier im Erosionsscore gewertet. Glatte Gelenkoberfläche. Intakte Grenzlamelle. Keine Erosionen: Grad 0.

Grad 1

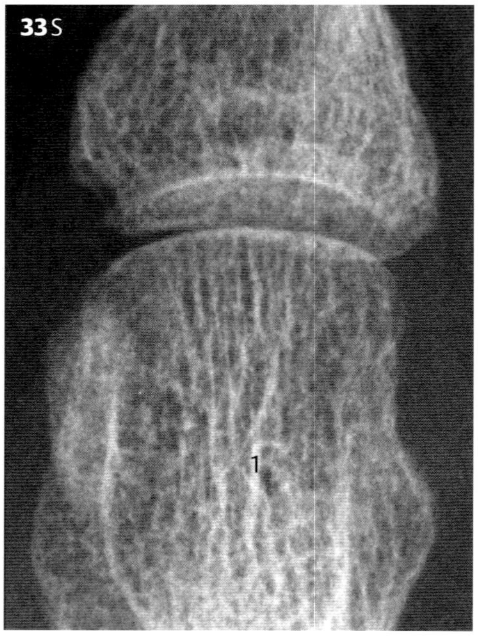

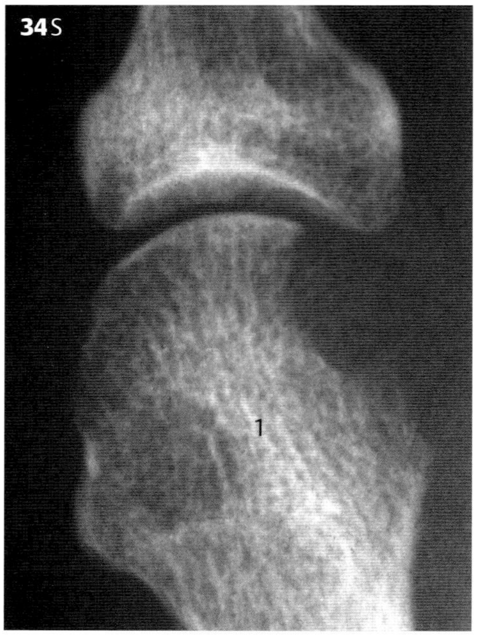

Abb. 33 S **G,F MTP II re. 1996:**
Kleine Erosion an der Tibialseite der Grundphalanxbasis. Sonstige Gelenkoberfläche intakt, ebenso die Knochenstruktur. Der Gelenkspalt erscheint projektionsbedingt etwas verschmälert: Grad 1. Siehe auch Abb. **33** R, **35** L, **34** V.

Abb. 34 S **C,M MTP V li. 1992:**
An der Tibialseite des Metatarsalköpfchens langstreckige, ausgestanzt erscheinende und relativ tiefe Usur. Diese wird ebenso wie die kleine Usur in der vorigen Abbildung im Sharp-Score mit 1 gewertet. Siehe auch Abb. **36** V.

Grad 2

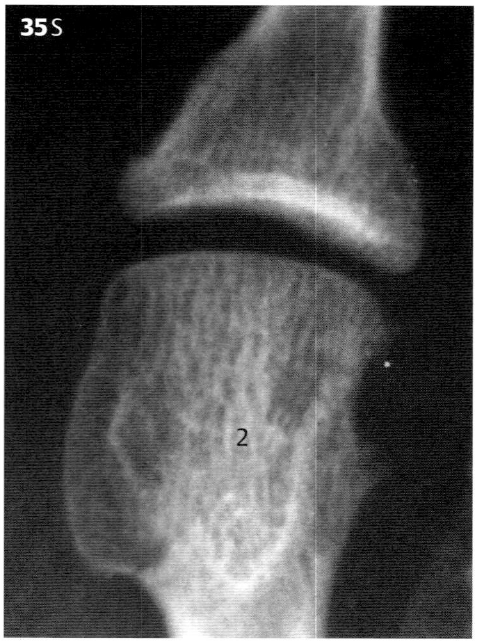

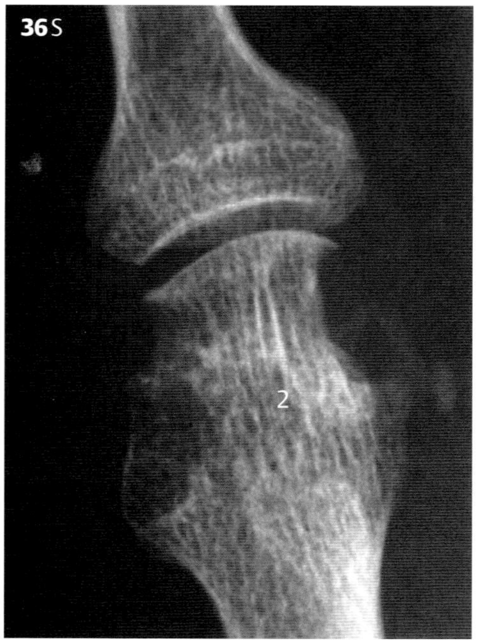

Abb. 35 S **W,R MTP II re. 1982:**
Kleine bis mittlere Usuren an der Fibularseite des Metatarsalköpfchens und der Tibialseite der Zehengrundgliedbasis. Übrige Gelenkoberfläche glatt begrenzt und erosionsfrei. Knochenstruktur und Gelenkspalt o. B. Zwei Erosionen: Grad 2. Siehe auch Abb. **34** R, **36** L, **35** V.

Abb. 36 S **M,R MTP V li. 2001:**
Ausgedehnte und relativ tiefe Usuren an beiden Seiten des Metatarsalköpfchens. Im unteren Teil der fibularen Erosion ist in der vorliegenden Projektion eine dünne Grenzlamelle erkennbar. Zwei Erosionen: Grad 2. Siehe auch Abb. **35** R.

Abb. **37** S **Zi,L MTP V li. 1987/10:**
Ausgestanzt wirkende, bereits geglättete und vermutlich mit einer Kortikalis versehene Usuren an beiden Seiten des Metatarsalköpfchens und – kleiner – an der Fibularseite der Zehengrundgliedbasis: Grad 3. Siehe auch Abb. **40** V.

Abb. **38** S **De,Z MTP III re. 1993:**
Ausgedehnte, langstreckige, mäßig tiefe, aktive (unscharfe Oberfläche) Usuren an beiden Seiten des Metatarsalköpfchens sowie kleine Usur an der Fibularseite der Zehengrundgliedbasis: Grad 3. Siehe auch Abb. **37** R, **40** V.

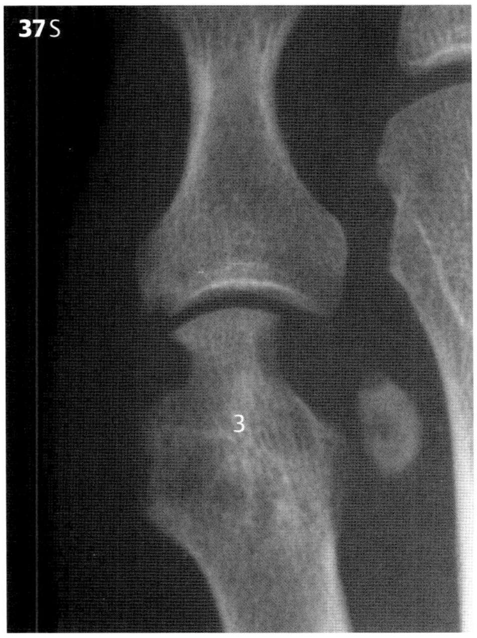

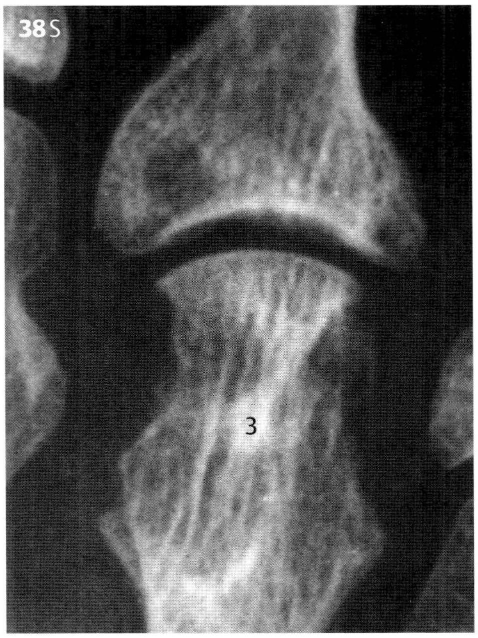

Grad 3

Abb. **39** S **C,M MTP II li. 1992:**
Unscharfe und demnach aktive Usuren an beiden Seiten des Metatarsalköpfchens sowie an beiden Seiten der Zehengrundgliedbasis: Grad 4. Siehe auch Abb. **42** V.

Abb. **40** S **Kli,R MTP II re. 1994:**
Zwei langstreckige, teilweise bereits geglättete Usuren an beiden Seiten des Metatarsalköpfchens und zwei kleine Erosionen tibial und fibular an der Zehengrundgliedbasis: Grad 4.

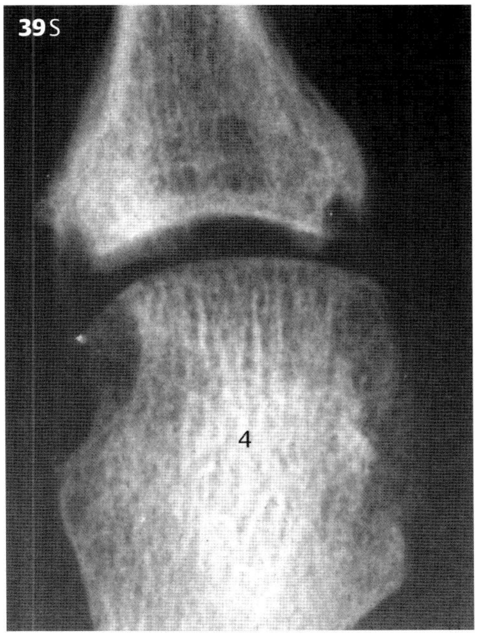

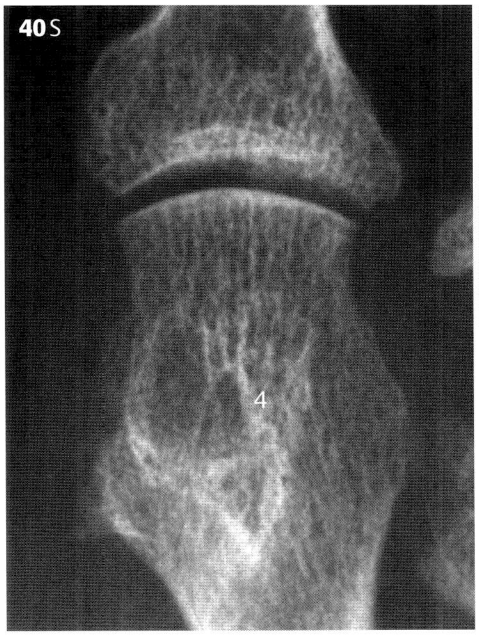

Grad 4

Abb. **41** S **C,M MTP V li. 1993:**
Langstreckige, unscharf begrenzte Usuren an beiden Seiten des Metatarsalköpfchens. Die tibiale Usur reicht bis weit in die artikulierende Gelenkfläche hinein. Grad 5, da mehr als 50% der Oberfläche eines der beiden gelenkbildenden Knochen (Köpfchen) zerstört ist.

Abb. **42** S **C,M MTP III li. 1999:**
Nahezu vollständige Destruktion der Basis des Zehengrundglieds mit deutlichem Knochensubstanzverlust. Die Tibialseite des Metatarsalköpfchens ist ebenfalls weitestgehend destruiert, die Fibularseite erhalten: Grad 5. Siehe auch Abb. **40** R, **44** V.

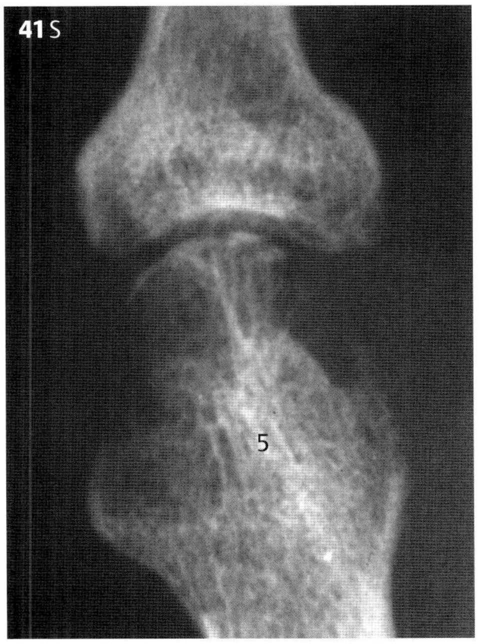

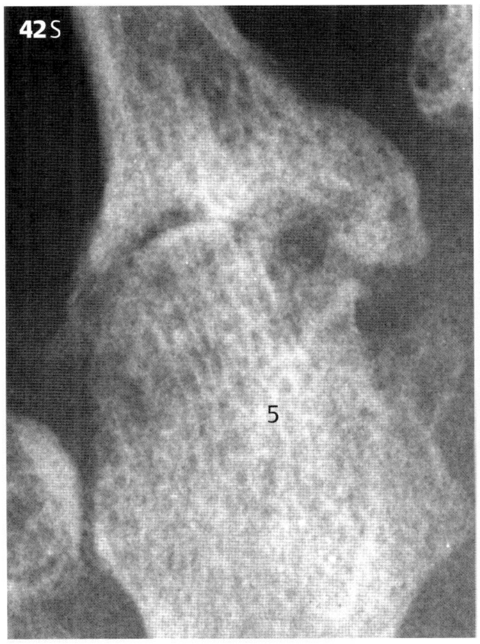

Grad 5

Van der Heijde führte als wesentlichen Unterschied zur Sharp-Methode die Mitbewertung der Füße ein und behielt ansonsten zunächst alle Regeln des Sharp-Scores bei. 1995 wurde dann die Bewertung der Erosionen so geändert, wie in der folgenden Übersicht angegeben ist. Im Bildteil steht am Rand der entsprechenden Erosionen die jeweilige Bewertungszahl. Deren Summe ergibt den Scorewert für das Gelenk. (Im Bildteil wird die Bezeichnung „van der Heijde-Erosionsscore" verwendet.)

Die Summe der Scorewerte darf an einem Fingergelenk oder einem Gelenk der Handwurzel die Zahl 5 nicht überschreiten, auch wenn die Summe der Einzelwerte darüber liegt. An den Zehengelenken ist dagegen die maximal mögliche Summe 10.

Sharp/van der Heijde-Erosionsscore

Grad 0	normal
Grad 1	1 kleine Erosion
Grad 2	1 längere oder 2 kleine Erosionen
Grad 3	1 die Mittellinie überschreitende oder 3 kleine Erosionen oder 1 längere und 1 kleine
Grad 4	4 × Grad 1 oder 2 × Grad 2 oder 1 × Grad 3 + 1 × Grad 1
Grad 5	Summe der Erosionen ≥ 5

Folgende Gelenke werden bewertet: PIP II – V, IP I (Daumen), MCP I – V, Basis des Metacarpale I, Multangulum, Naviculare, Lunatum, distaler Radius, Ulna, MTP I – V, IP I (Großzehe). Triquetrum/Pisiforme wird von van der Heijde (ebenso wie neuerdings auch von Sharp) nicht mehr gescort. Die 32 Gelenke beider Hände ergeben einen maximalen Gesamtscore von 160 (32 × 5), die 12 Gelenke der Vorfüße einen maximalen Gesamtscore von 120 (12 × 10). Der maximale gesamte Erosionsscore beträgt 280.

Neben der je nach Größe unterschiedlichen Bewertung der Erosionen unterscheidet sich das Scoren von Erosionen gegenüber dem Sharp-Score auch insofern, als an den Handwurzelknochen nur die Veränderungen an den proximalen Seiten berücksichtigt werden (siehe Abb. **7**), während im Sharp-Score die gesamte Zirkumferenz beurteilt wird. Dies könnte einen Informationsverlust im van der Heijde-Score ergeben.

In den Abb. **7** und **8** sind die zu beurteilenden Gelenkoberflächen und die Bewertung der unterschiedlichen Erosionsgrößen dargestellt.

Zur Darstellung der Handgelenksveränderungen im Bildteil: Im Sharp/van der Heijde-System gibt es, wie beim Sharp-Score, keine globale Bewertung für das Handgelenk. Dennoch wird das Handgelenk hier jeweils als Ganzes dargestellt, um eine bessere Orientierung des Betrachters im Vergleich zur Darstellung zahlreicher kleiner Einzelgelenke zu gewährleisten. Die Scorewerte an den verschiedenen Messstationen werden als Ziffern angegeben. Da eine Stadieneinteilung für das gesamte Handgelenk fehlt, haben wir hier das Handgelenk mit ansteigendem Scorewert von „normal" über „gering" bis „sehr stark verändert" eingestuft.

In den auf den folgenden Seiten dargestellten Röntgenbildern haben wir an den Rand der entsprechenden Erosionen die Bewertungszahl geschrieben. Die Summe der Scorewerte darf an einem Fingergelenk oder einem Gelenk der Handwurzel die Zahl 5 nicht überschreiten, auch wenn die Summe der Einzelwerte darüber liegt. An den Zehengrundgelenken ist dagegen die maximale Summe 10.

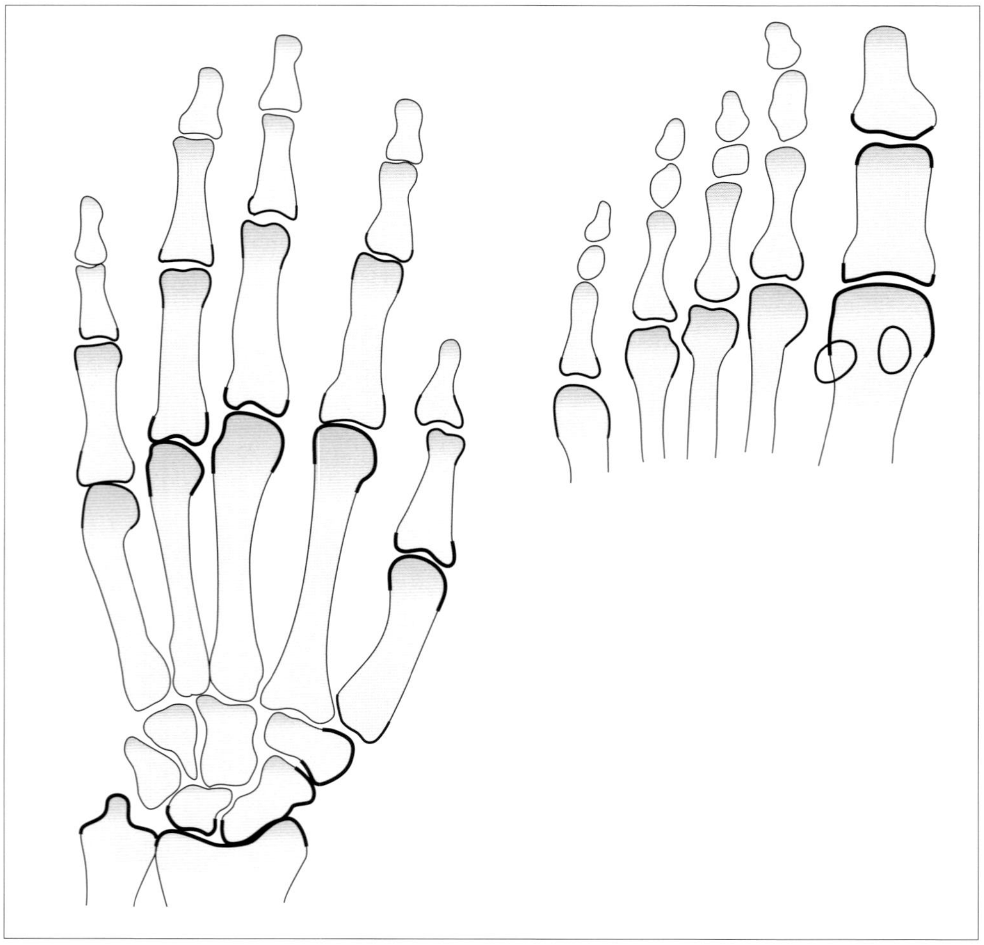

Abb. **7** Gelenkflächen, die im van der Heijde-Erosionsscore berücksichtigt werden (nach Balliere's Clinical Rheumatology 1996; 10: 446 – 7).

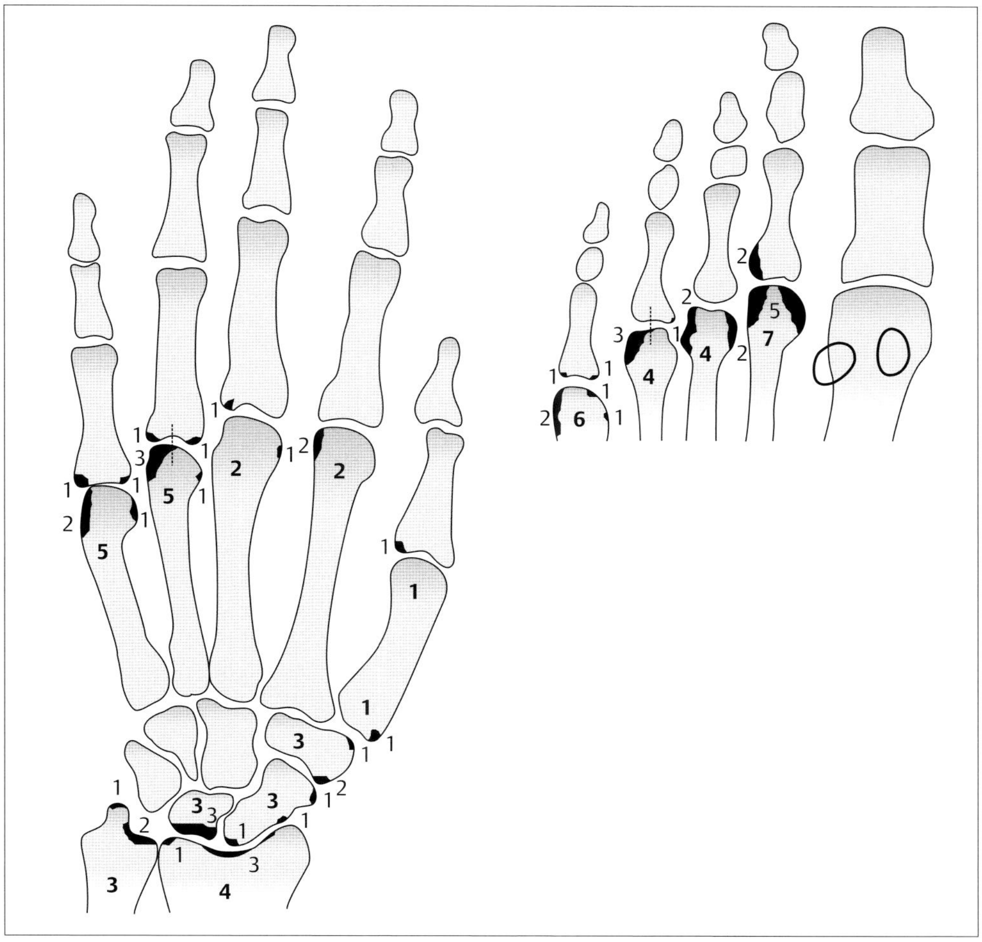

Abb. 8 Darstellung der verschiedenen Erosionsgrößen im van der Heijde-Score.

Grad 0

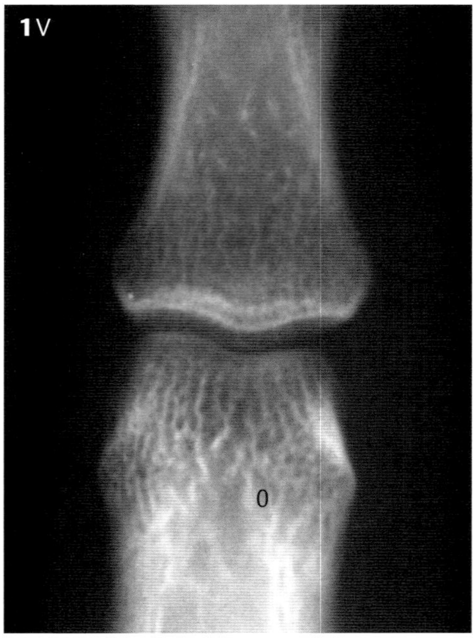

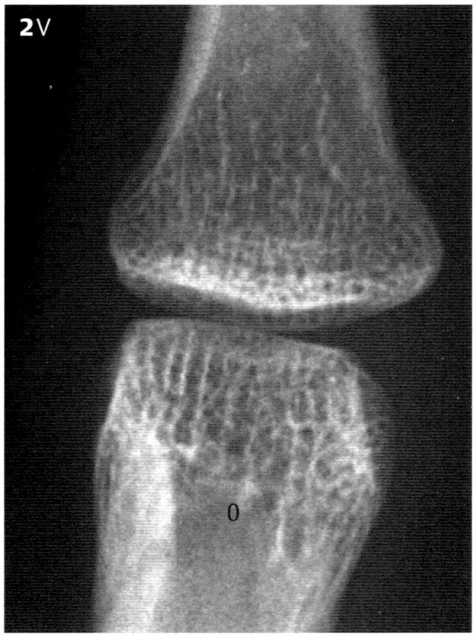

Abb. **1** V **Sp,A PIP II li. 1994:**
Normales PIP-Gelenk mit regelrechter Knochenstruktur, glatter Gelenkoberfläche, ohne Erosionen: Grad 0. Siehe auch Abb. 1 **L**, **1** S, **2** R.

Abb. **2** V **S,M PIP II li. 1996:**
Regelrechte Knochenstruktur, normal geformte glatte Gelenkoberfläche ohne Erosionen: Grad 0. Siehe auch Abb. 1 **R**, **2** L, **2** S.

Grad 1

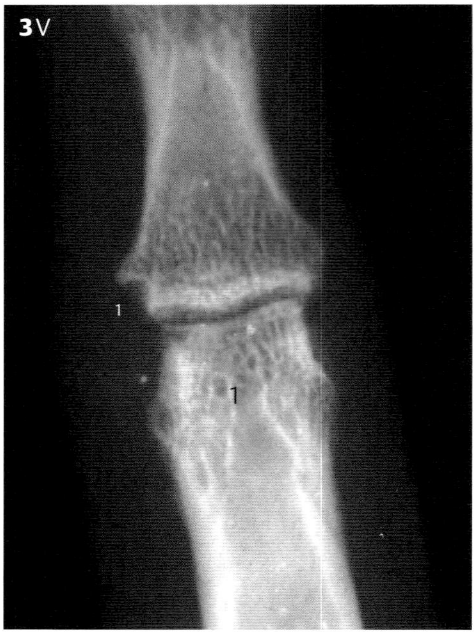

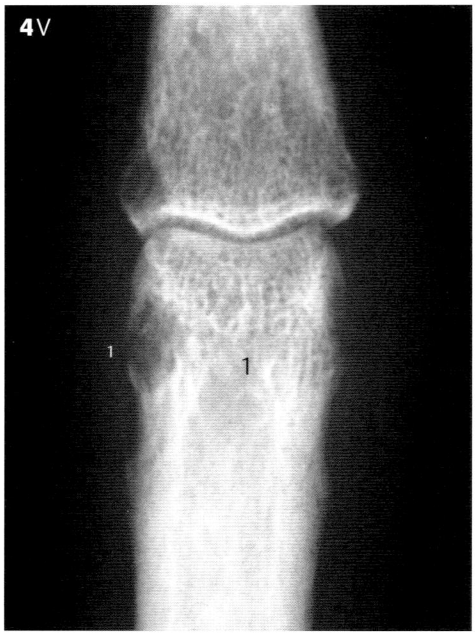

Abb. **3** V **Pr,G PIP II re. 1992:**
Eine kleine Erosion an der Radialseite der Fingermittelgliedbasis, die mit Grad 1 bewertet wird, sonst keine Erosionen, demnach Grad 1. Weichteilschwellung. Siehe auch Abb. **3** R, **5** L, **3** S.

Abb. **4** V **H,M PIP III li. 1995:**
An der Ulnarseite des Fingergrundgliedköpfchens eine kleine Unterbrechung der Grenzlamelle als Öffnung in eine etwas größere Erosion, noch mit Grad 1 zu bewerten. Die „Zyste" an der Ulnarseite der Mittelgliedbasis wird bei der van der Heijde-Modifikation nicht gewertet. Insgesamt also Grad 1. Weichteilschwellung. Siehe auch Abb. **6** S.

Grad 2

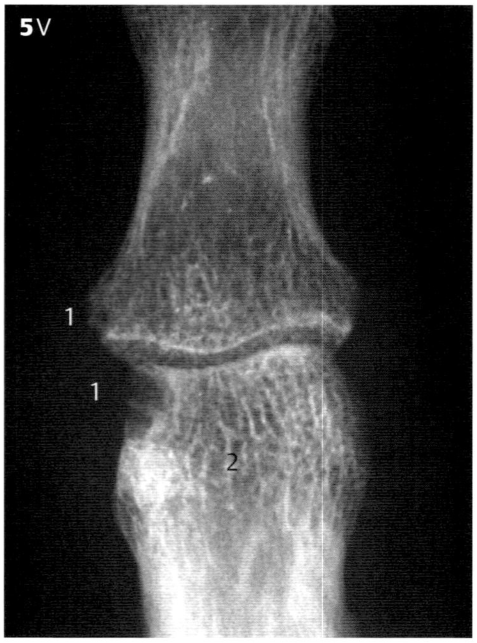

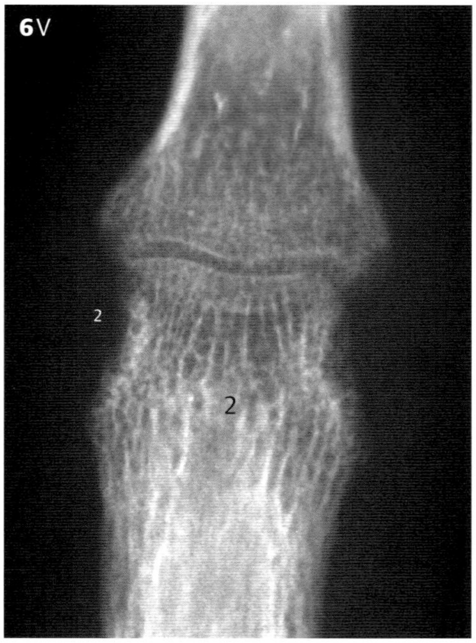

Abb. **5** V **M,R PIP II re. 2001:**
Je eine kleine Erosion an den Radialseiten des Grundgliedköpfchens und der Mittelgliedbasis: Grad 2. Weichteilschwellung.
Siehe auch Abb. **5** S.

Abb. **6** V **Sp,A PIP III li. 1994**:
Langstreckige Usur an der Ulnarseite des Fingergrundgliedköpfchens, mit Grad 2 zu bewerten. Die übrigen Gelenkoberflächen betrachten wir als normal. Grad 2. Weichteilschwellung.
Siehe auch Abb. **4** S.

Grad 3

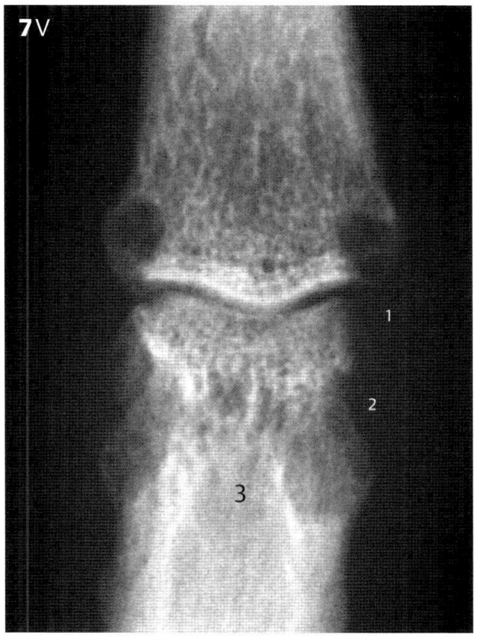

Abb. **7** V **H,M PIP III re. 1995:**
Langstreckige Usur an der Radialseite des Fingergrundgliedköpfchens, bewertet mit Grad 2. Kleinere Usur an der Radialseite der Mittelgliedbasis als Öffnung in eine „Zyste", bewertet mit Grad 1. Insgesamt Grad 3. Die „Zyste" an der Ulnarseite der Mittelgliedbasis wird nicht bewertet, da eine Öffnung zum Gelenkraum nicht erkennbar ist.

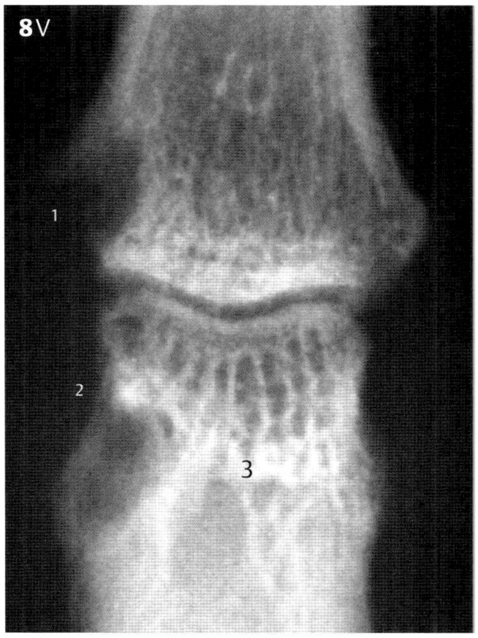

Abb. **8** V **C,M PIP III re. 1993:**
Langstreckige Usur an der Radialseite des Fingergrundgliedköpfchens, kleinere Usur an der Radialseite der Mittelgliedbasis. Insgesamt Grad 3. Die langstreckige Usur ist bereits weitgehend durch neu gebildeten Knochen ausgefüllt und mit einer Grenzlamelle versehen. Bisher werden rekortizierte („geheilte") Erosionen noch als Erosionen gezählt, obwohl der Knochen eigentlich nicht mehr erodiert ist. Siehe auch Abb. **5** R.

Grad 4

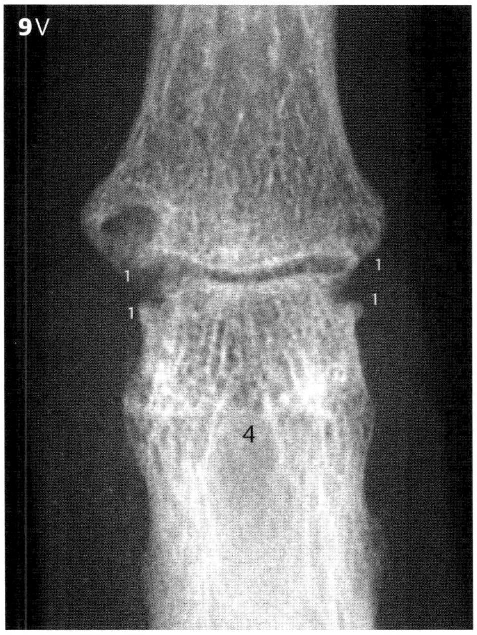

Abb. **9** V **M,R PIP III re. 2005:**
Vier kleine Erosionen an den Kanten beider Gelenkflächen, jeweils mit 1 bewertet, insgesamt also Grad 4. Siehe auch Abb. **4** R, **10** S.

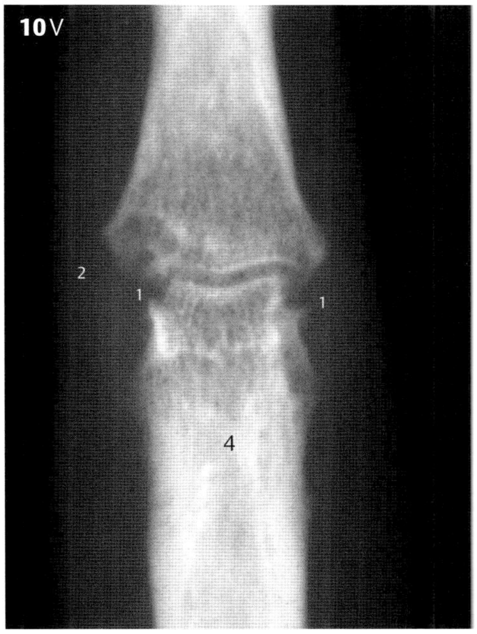

Abb. **10** V **E,I PIP III re. 1983:**
Je eine kleine Erosion an den Kanten des Fingergrundgliedköpfchens, bewertet mit je 1, eine größere Erosion an der radialen Seite der Mittelgliedbasis, bewertet mit Grad 2, insgesamt also Grad 4. Die kleine zystische Aufhellung an der Ulnarseite der Mittelgliedbasis wird im van der Heijde-Score nicht bewertet. Siehe auch Abb. **6** R.

Grad 5

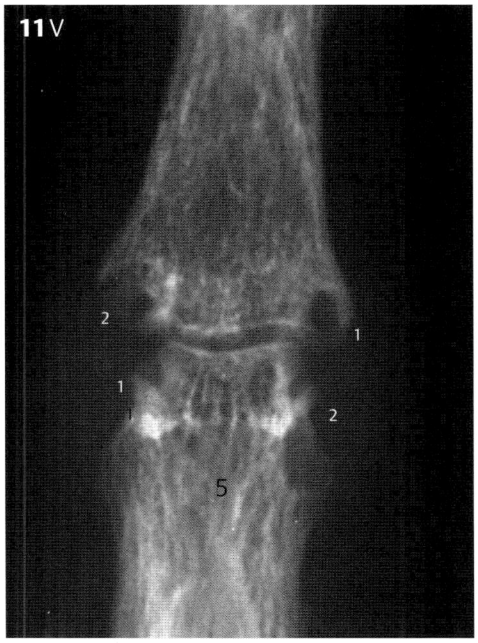

Abb. **11** V **E,I PIP III re. 1985:**
Eine langstreckige und eine kleine Erosion an beiden Seiten des Fingergrundgliedköpfchens. Im unteren Teil der auf der Ulnarseite gelegenen Erosion ist die Grenzlamelle jetzt eingebrochen. Sie war auf der Aufnahme von 1983 (Abb. **10** V) noch intakt. Deshalb damals Einschätzung der Erosion als klein (Grad 1), jetzt als langstreckig (Grad 2). An der Fingermittelgliedbasis ebenfalls eine größere und eine kleinere Usur. Gesamtzahl der Scorepunkte 6. Das Maximum für ein Gelenk beträgt jedoch nur 5, daher Grad 5.
Siehe auch Abb. **7** R, **7** L.

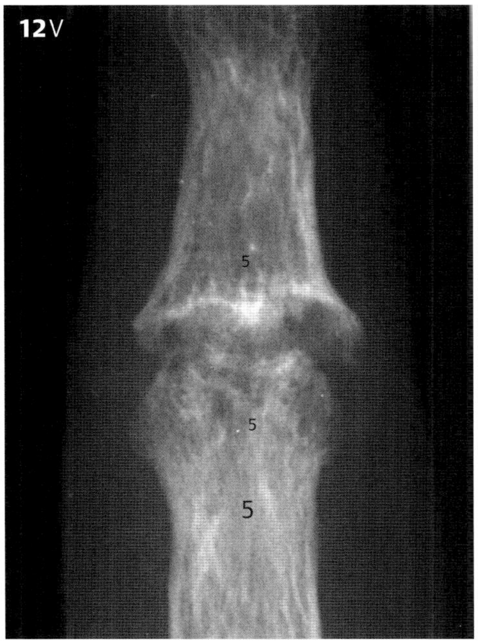

Abb. **12** V **E,I PIP III re. 1987:**
Beide Gelenkflächen sind praktisch vollständig zerstört, sie müssen jeweils mit Grad 5 (eine die Mittellinie überschreitende Usur = 3 plus eine langstreckige Usur = 2) bewertet werden, die Summe beider Scorewerte wäre 10. Da der maximale Wert für ein Gelenk 5 beträgt, handelt es sich hier um Grad 5.
Siehe auch Abb. **11** R, **11** L, **12** S.

Grad 0

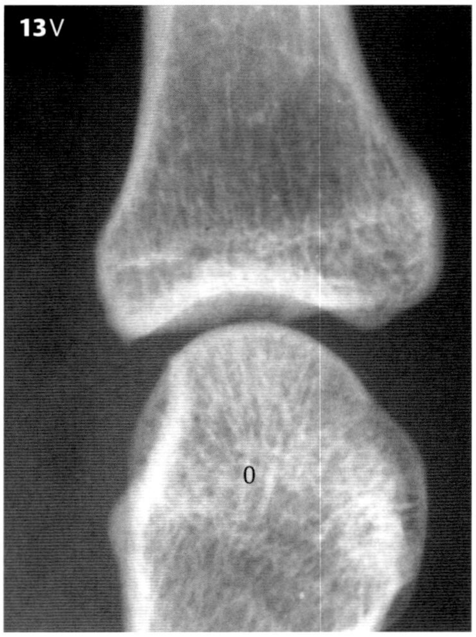

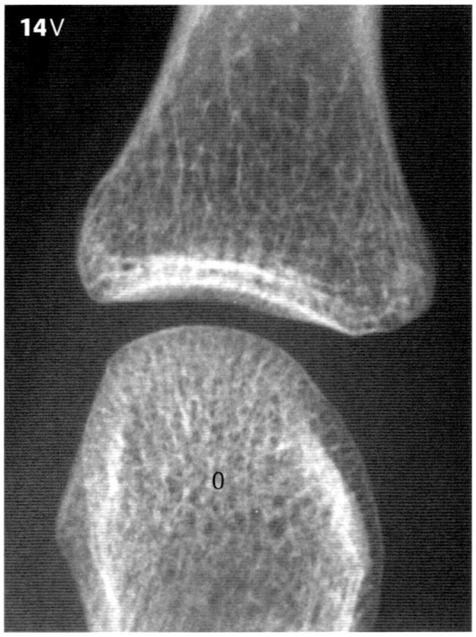

Abb. **13** V **C,M MCP II li. 1992:**
Normal gestaltetes Gelenk mit glatter Oberfläche, regelrechter Knochenstruktur und normal weitem Gelenkspalt: Grad 0. Siehe auch Abb. **13** R, **13** L, **13** S.

Abb. **14** V **S,M MCP II li. 1996:**
Gestalt, Knochenstruktur, Gelenkoberfläche, Gelenkspalt völlig normal, keine Erosionen: Grad 0. Siehe auch Abb. **14** R, **14** L, **14** S.

Grad 1

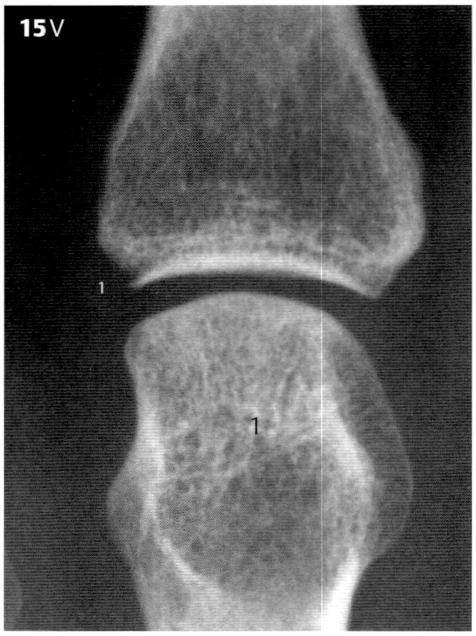

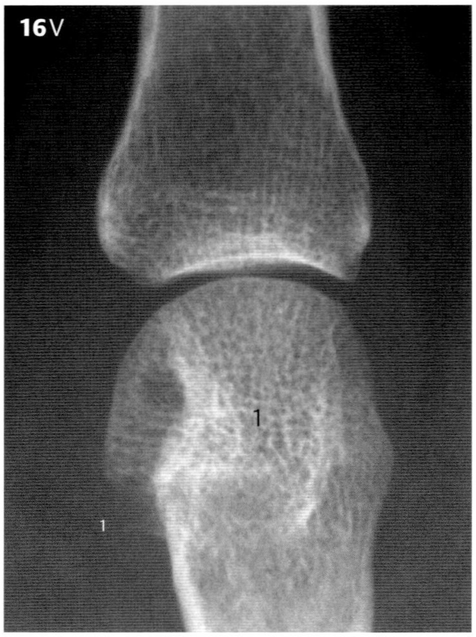

Abb. **15** V **H,M MCP IV li. 1995:**
Kleine Erosion an der ulnaren Seite der Fingergrundgliedbasis, die mit Grad 1 bewertet wird, sonst o. B.

Abb. **16** V **Schr,C MCP III re. 1994:**
Kleine Erosion an der Radialseite des Metakarpalköpfchens. Über der Usur ein Bereich aufgelockerter, osteoporotischer Knochenstruktur bei noch erhaltener Grenzlamelle. Gelenkspaltverschmälerung (wird nicht gewertet): Grad 1.

Grad 2

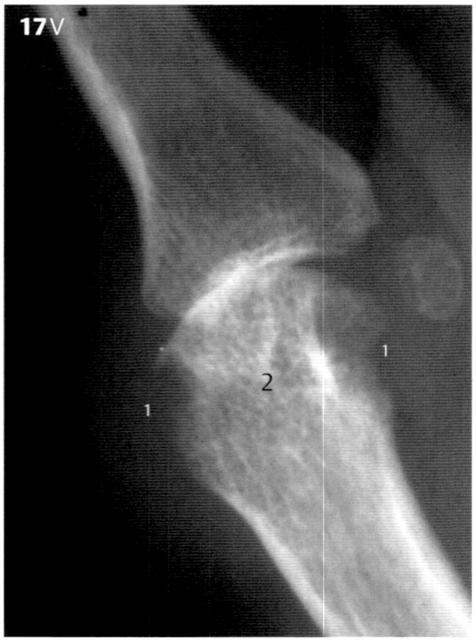

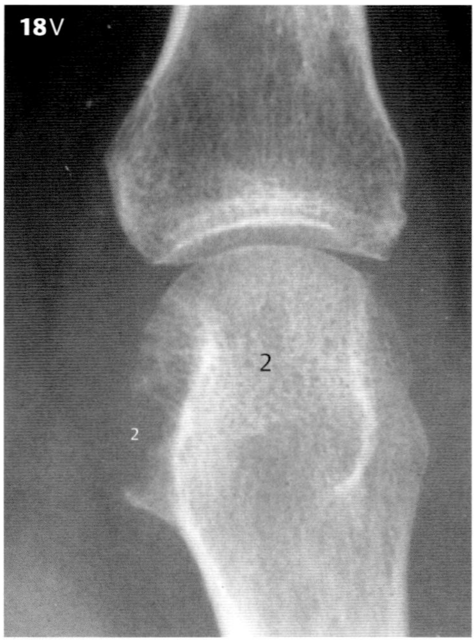

Abb. **17** V **L,E MCP I re. 1985:**
Noch als klein einzustufende Erosionen an beiden Seiten des Metakarpalköpfchens, somit Grad 2. Die starke Gelenkspaltverschmälerung wird getrennt im Gelenkspaltverschmälerungsscore bewertet.

Abb. **18** V **K,K MCP II li. 1987:**
Langstreckige Usur an der Ulnarseite des Metakarpalköpfchens. Über dem usurierten Bereich ein Bezirk aufgelockerter Knochenstruktur mit mehreren kleinen Unterbrechungen der Grenzlamelle, die aber nicht als eigenständige Erosionen gewertet werden. Keine weiteren Erosionen, demnach Grad 2. Siehe auch Abb. **16** R, **16** S.

Grad 3

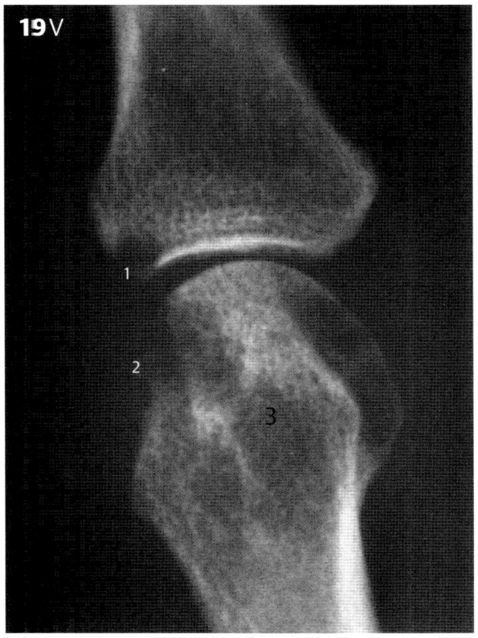

Abb. **19** V **Ro,C MCP IV li. 1993:**
Eine größere Usur an der Ulnarseite des Metakarpalköpfchens, die demnach mit Grad 2 bewertet wird. Eine gegenüberliegende kleinere Usur an der Fingergrundgliedbasis wird mit Grad 1 bewertet, insgesamt also Grad 3. Zusätzlich an der Radialseite des Köpfchens subchondrale Osteoporose mit Verdünnung, aber ohne Unterbrechung der Grenzlamelle, die daher unbewertet bleibt.

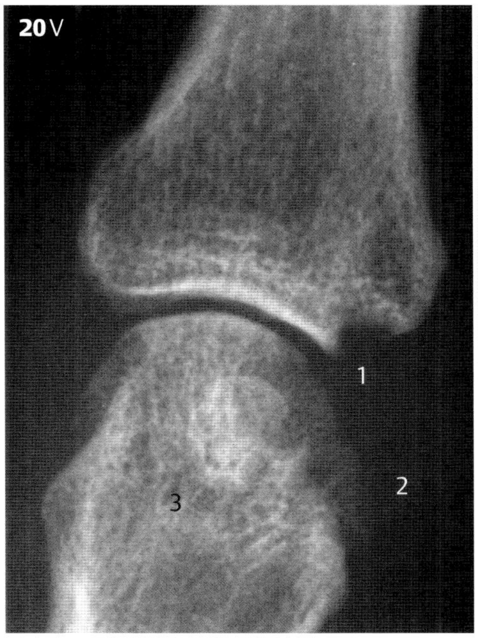

Abb. **20** V **H,M MCP II li. 1995:**
Langstreckige Usur an der Radialseite des Metakarpalköpfchens, bewertet mit Grad 2. Kleine Usur gegenüberliegend an der Fingergrundgliedbasis, bewertet mit Grad 1. Insgesamt Grad 3.
Siehe auch Abb. **17** R, **19** L, **17** S.

Grad 4

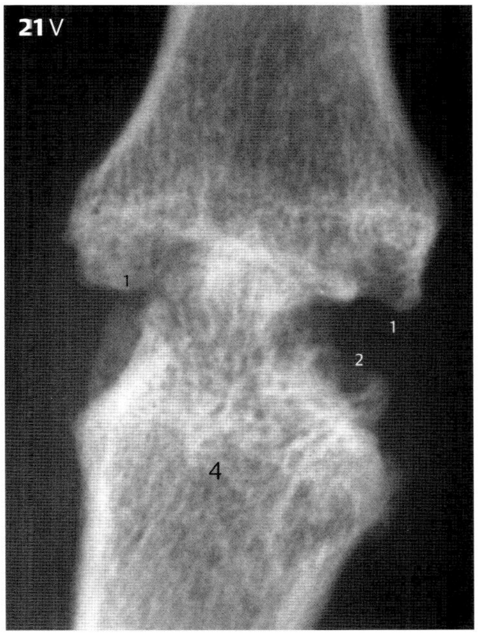

Abb. **21** V **C,M MCP II li. 1995:**
An der Radialseite des Metakarpalköpfchens langstreckige Usur, bewertet mit Grad 2; an der Ulnarseite Unterbrechung der Grenzlamelle, bewertet mit Grad 1. An der Fingergrundgliedbasis kleine Erosion, bewertet mit Grad 1. Unter der Annahme, dass die Gelenkfläche des Grundgliedes ansonsten weitgehend erhalten ist, insgesamt Grad 4. Siehe auch Abb. **21** R, **22** L, **23** S.

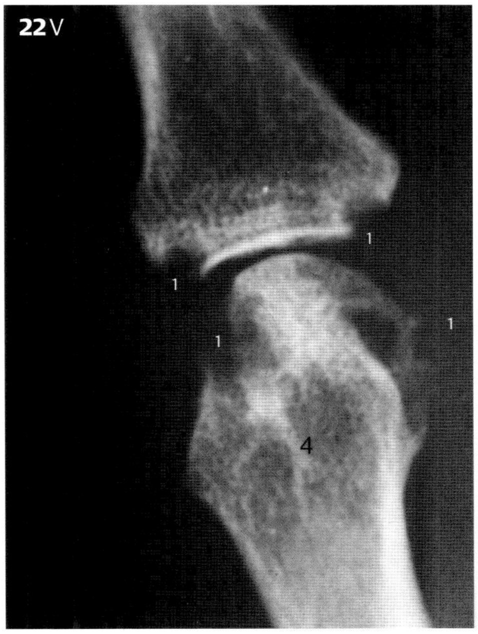

Abb. **22** V **H,M MCP V li. 1996:**
Vier kleine, jeweils mit Grad 1 bewertete Erosionen am Metakarpalköpfchen und an der Fingergrundgliedbasis. Insgesamt Grad 4. Die Einschätzung, ob eine Usur als klein oder groß (langstreckig) bewertet werden soll, ist subjektiv und kann schwanken. Siehe auch Abb. **22** S.

Grad 5

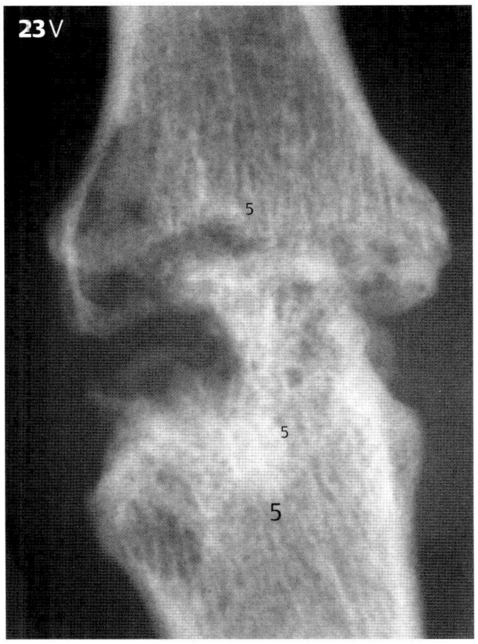

Abb. **23** V **C,M MCP II re. 1994:**
Das Metakarpalköpfchen und die Grundgliedbasis sind größtenteils zerstört. Eine derartige Zerstörung einer der beiden Gelenkflächen würde schon ausreichen, um das Gelenk Grad 5 zuzuordnen. Die Summe beträgt 10. Da die maximale Punktzahl aber 5 ist, handelt es sich hier um Grad 5. Siehe auch Abb. **23** L.

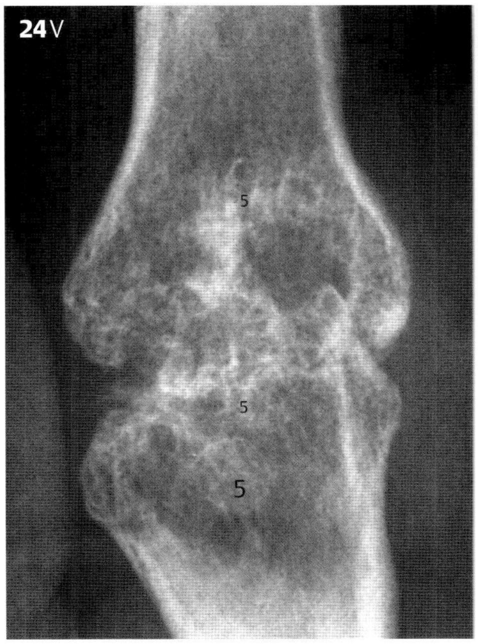

Abb. **24** V **K,H MCP II re. 1996**:
Komplette Zerstörung beider Gelenkflächen, die einzeln jeweils mit Grad 5 bewertet würden. Gesamtscore 10: Grad 5. Siehe auch Abb. **24** R.

normal

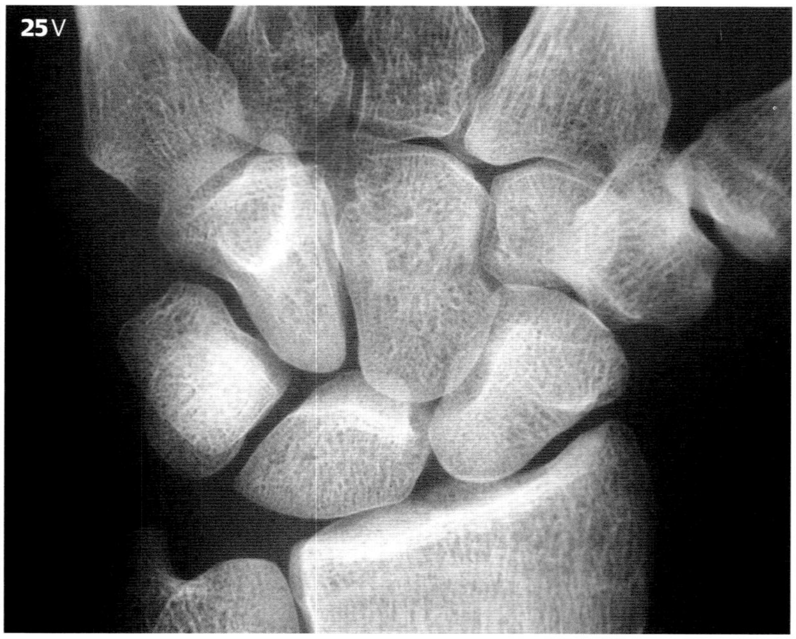

Abb. **25** V **Sp,A HG li. 1994:**
Völlig regelrechtes Handgelenk mit normaler Knochenstruktur, glatten Gelenkoberflächen ohne Erosionen und normal weiten Gelenkspalten: Grad 0. Siehe auch Abb. **25** R, **25** L, **25** S.

sehr geringe Veränderungen

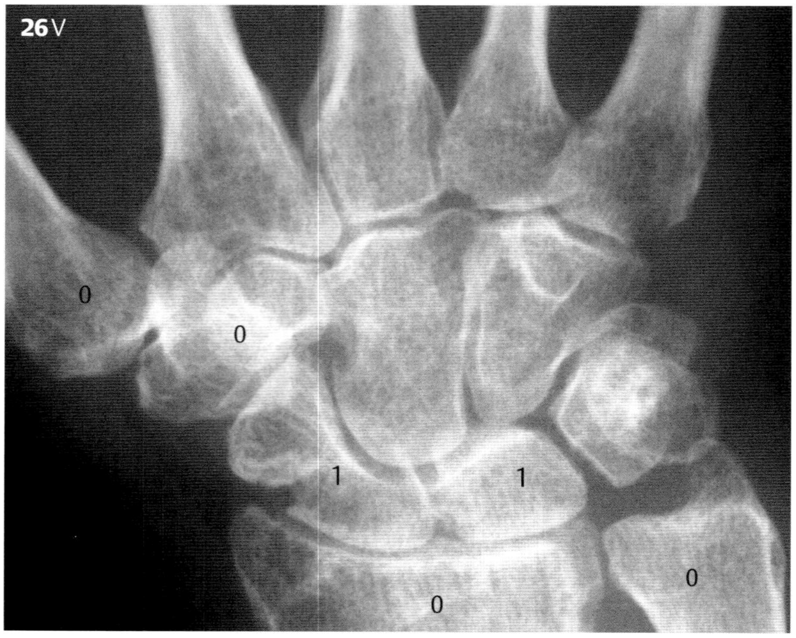

Abb. **26** V **E,I HG re. 1983:**
Kleine Erosionen an den proximalen Flächen des Naviculare und des Lunatums, jeweils mit Grad 1 zu bewerten. Zusätzlich Verschmälerung des radiokarpalen Gelenkspalts. Siehe auch Abb. **26** R, **27** L, **26** S.

geringe Veränderungen

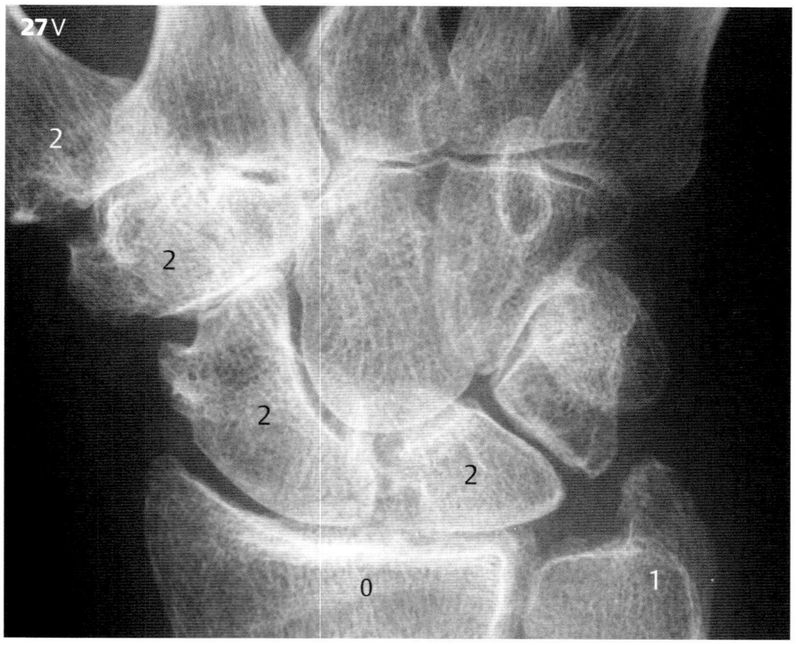

Abb. **27** V **H,H HG re. 1991:**
An der Basis des Metacarpale I, der distalen Oberfläche des Trapeziums, der distalen Fläche des Os naviculare und der radialen Fläche des Os lunatum Erosionen, die jeweils mit Grad 2 zu bewerten sind. Am Processus styloideus ulnae kleine und mit Grad 1 zu bewertende Usur. Zusätzlich deutliche Verschmälerung des trapezionavikularen Gelenkspalts, geringer auch des radiokarpalen Gelenkspalts. Siehe auch Abb. **27** R, **28** L, **27** S.

Abb. **28** V **Z,M HG li. 1991:**
An der proximalen Fläche des Os naviculare bis hin zu der dem Lunatum zugewandten Seite längerstreckige Usur, die mit Grad 2 bewertet werden kann. Am Lunatum zum Radius hin ebenfalls eine mit 2 zu bewertende Usur. Die distale Radiusfläche ist sicher zu mehr als 50% oberflächlich erodiert, demnach mit 3 zu bewerten. Am Processus styloideus ulnae mittig eine mit 2 zu bewertende Usur und an der Spitze des Processus styloideus ulnae eine kleine, mit 1 zu bewertende Usur. Die Usurierungen der distalen Gelenkflächen des Os naviculare und des Os lunatum werden im van der Heijde-System nicht bewertet. Zusätzlich in diesem Bild sehr starke Weichteilschwellung, stärkere Usurierungen am Os capitatum, hamatum und triquetrum sowie im Bereich der Metacarpale-Basen II, III und IV. Keine Erosionen an der Metacarpale-I-Basis und am Trapezium. Darüber hinaus sehr starke Gelenkspaltverschmälerungen radiokarpal, trapezionavikular sowie zwischen Capitatum und proximaler Handwurzelreihe.

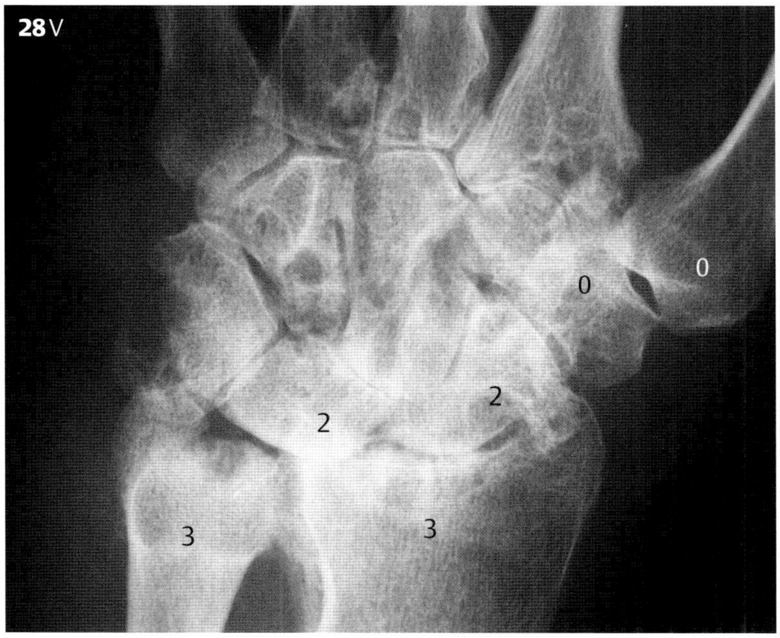

mäßige Veränderungen

Abb. **29** V **E,I HG re. 2000:**
Metacarpale-I-Basis intakt. An dem vom van der Heijde-Score noch erfassten Abschnitt der proximalen Gelenkfläche des Trapeziums eine längere Usur, mit Grad 2 zu bewerten. An der proximalen und der distalen – zum Trapezium hin gelegenen – Gelenkfläche des Os naviculare je eine langstreckige Usur, jeweils mit 2 zu bewerten. Dazwischen ein anscheinend intakter Abschnitt der Gelenkoberfläche. Am Os lunatum eine die gesamte proximale Gelenkfläche umfassende Usur (3) sowie eine längerstreckige Usur zwischen Naviculare und Lunatum (2), insgesamt also 5. Am Radius eine die Mittellinie überschreitende Usur, ebenso an der Ulna, bewertet jeweils mit 4 (3 + 1). Zusätzlich sehr starke Gelenkspaltverschmälerungen radiokarpal, zwischen proximaler und distaler Handwurzelreihe sowie karpometakarpal. Wegen Knochensubstanzverlusts Verkürzung der Handwurzel. Siehe auch Abb. **29** S.

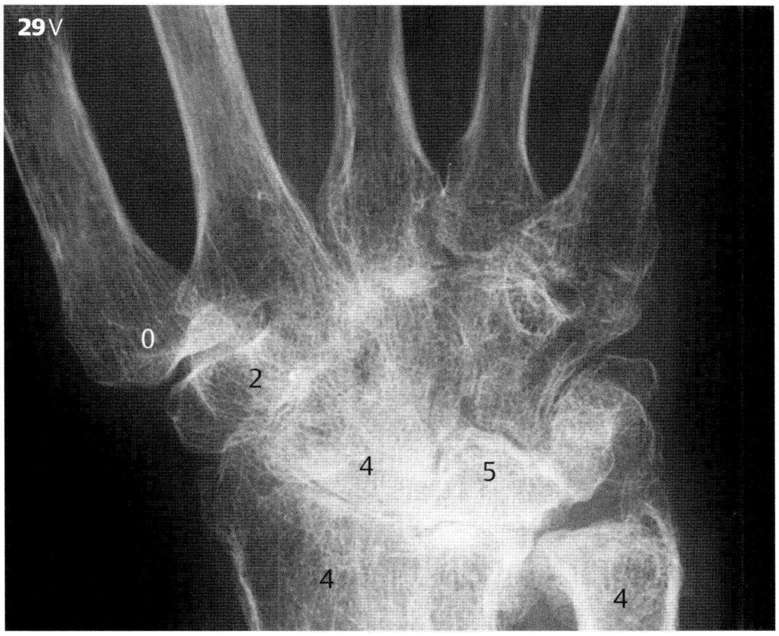

starke Veränderungen

Abb. **30** V **E,I HG re. 2005:**
Metacarpale-I-Basis anscheinend nicht erodiert (Grad 0), am Trapezium im Bereich der von van der Heijde bewerteten Gelenkfläche eine längerstreckige Usur (2). An Naviculare, Lunatum, Radius und Ulna sind die Gelenkoberflächen komplett destruiert, werden also jeweils mit 5 bewertet. Die genannten Knochen sind teilweise resorbiert. Daraus resultiert eine Verkürzung der Handwurzel. Die Gelenkspalten zwischen Radius und Carpus sowie interkarpal und karpometakarpal sind sehr stark verschmälert bzw. ankylosiert. Siehe auch Abb. **30** L.

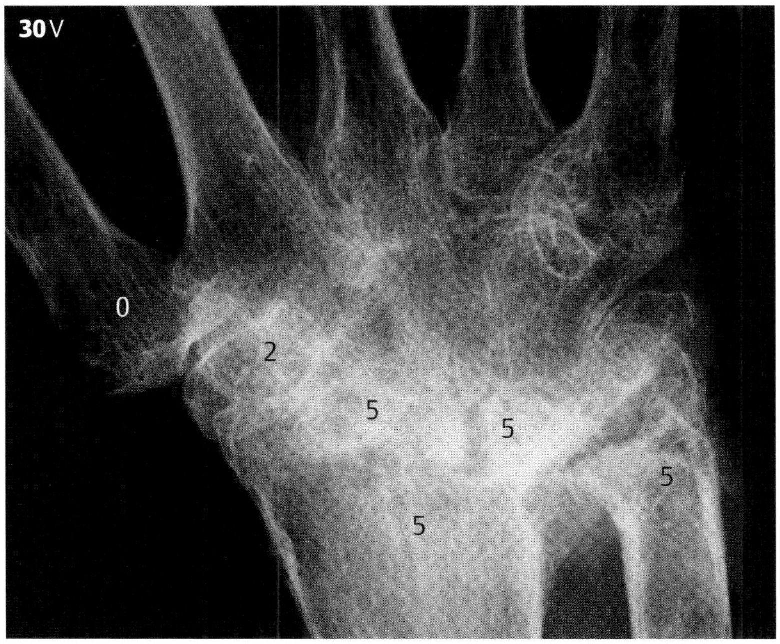

sehr starke Veränderungen

Grad 0

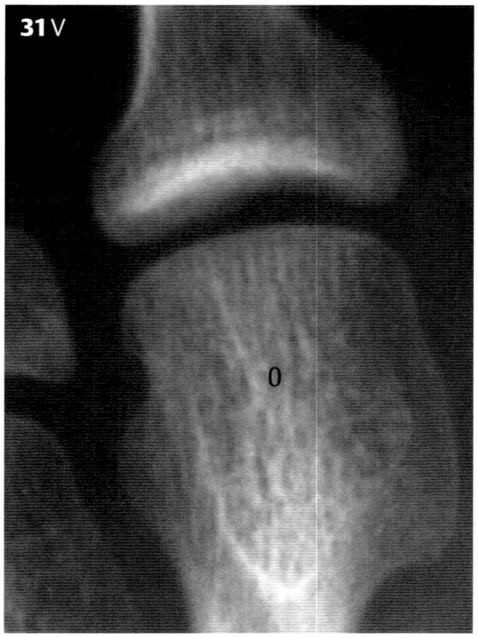

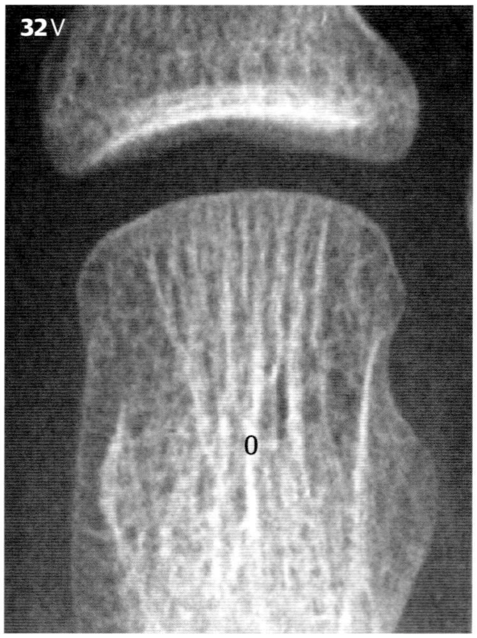

Abb. **31**V **W,R MTP II li. 1982:**
Form des Gelenks, Knochenstruktur, Gelenkoberfläche und Gelenkspalt normal. Keine Erosionen: Grad 0.

Abb. **32**V **S,M MTP II re. 1996:**
Knochenstruktur und Gelenkoberfläche sowie Gelenkspalten normal. Keine Erosionen: Grad 0.

An den Zehengelenken beträgt der maximale Gesamtscore nicht 5 wie bei allen anderen Gelenken, sondern 10. Alle einzelnen Scorewerte an einem MTP-Gelenk werden also bis zum Maximalwert von 10 zusammengezählt. Daraus resultiert eine höhere Bewertung der (kleineren) Zehengelenke gegenüber den (größeren) Fingergelenken.

Grad 1

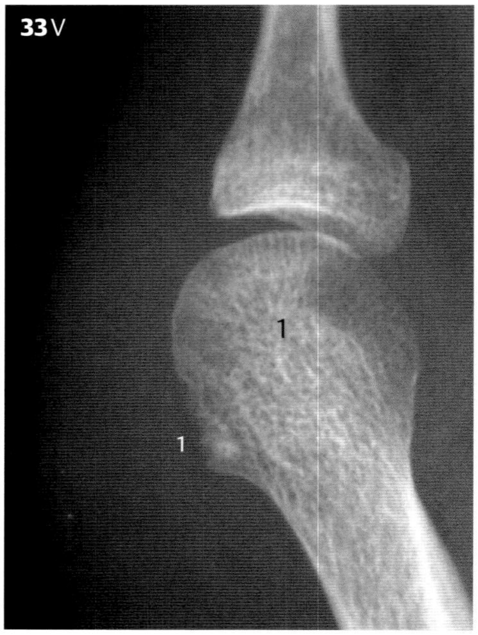

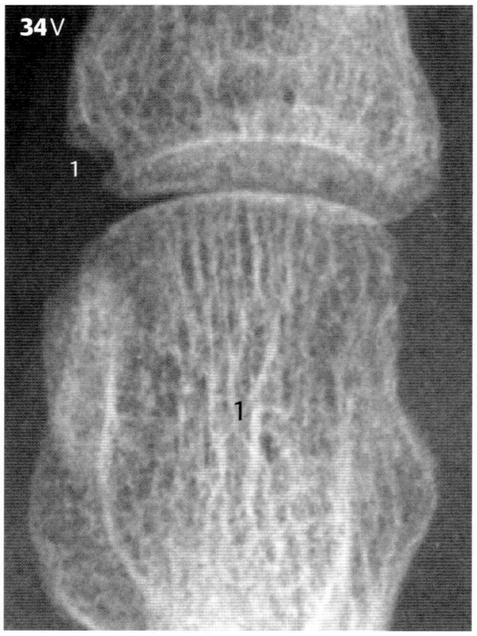

Abb. **33**V **Schr,C MTP V li. 1993:**
Kleine oberflächliche Erosion an der Fibularseite des Metatarsalköpfchens. An der Radialseite subchondral osteoporotischer Bezirk bei erhaltener Grenzlamelle. Zusätzlich Weichteilschwellung und fokale Gelenkspaltverschmälerung. Insgesamt Grad 1.

Abb. **34**V **G,F MTP II re. 1996:**
Kleine Erosion an der Tibialseite der Zehengrundgliedbasis. Sonst, abgesehen von einer projektionsbedingten Gelenkspaltverschmälerung, regelrechte Verhältnisse: Grad 1. Siehe auch Abb. **33**R, **35**L, **33**S.

Grad 2

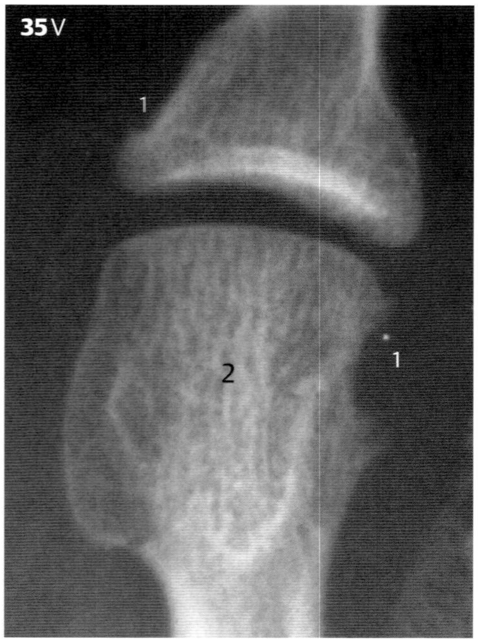

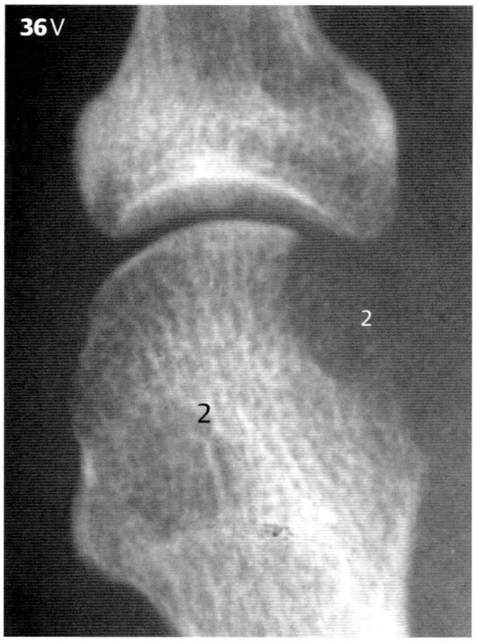

Abb. **35**V **W,R MTP II re. 1982:**
Je eine kleine Erosion an der Fibularseite des Metatarsalköpfchens und an der Tibialseite der Zehengrundgliedbasis: Grad 2. Siehe auch Abb. **34**R, **36**L, **35**S.

Abb. **36**V **C,M MTP V li. 1992:**
Langstreckige tiefe Usur an der Tibialseite des Metatarsalköpfchens, die mit Grad 2 zu bewerten ist. Sonst keine Erosionen, demnach Grad 2. Siehe auch Abb. **34**S.

Abb. **37** V **C,M MTP III li. 1992:**
Eine langstreckige Usur an der Tibialseite des Metatarsalköpfchens und eine kleine Usur an der Tibialseite der Zehengrundgliedbasis: Grad 3.

Abb. **38** V **M,R MTP II li. 2004:**
Langstreckige Usur an der Tibialseite des Metatarsalköpfchens (teilweise mit reparativer Knochenneubildung), bewertet mit Grad 2, sowie kleine Usur an der Fibularseite der Zehengrundgliedbasis. Insgesamt Grad 3.

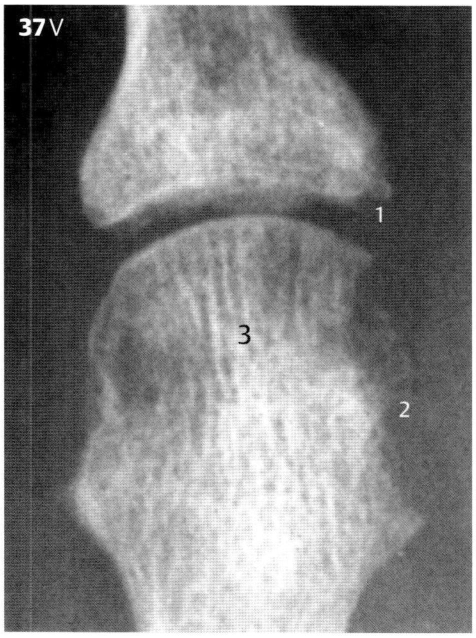

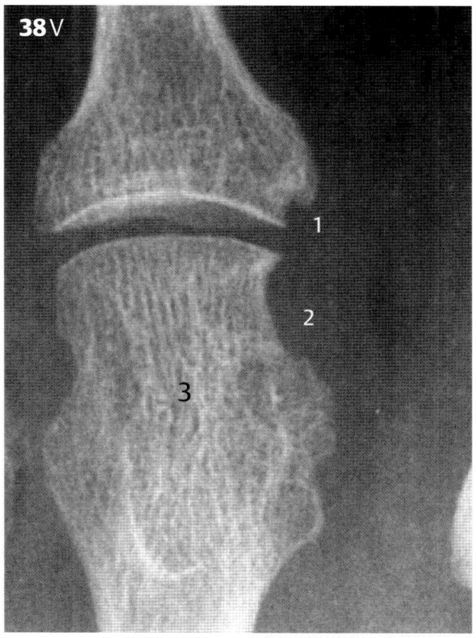

Grad 3

Abb. **39** V **Zi,L MTP V li. 1987/10:**
Am Metatarsalköpfchen eine langstreckige und eine kleine Usur, bewertet mit 2 bzw. 1. Diese Usuren sind bereits geglättet, d. h. rekortiziert. An der Grundgliedbasis eine kleine Usur, bewertet mit 1. Gesamtscore 4. Siehe auch Abb. **37** S.

Abb. **40** V **De,Z MTP III re. 1993:**
Zwei langstreckige, unscharf begrenzte und demnach aktive Usuren am Metatarsalköpfchen, bewertet jeweils mit 2, Scorewert demnach 4. Die subchondralen „Zysten" in der Grundphalanxbasis werden nicht bewertet.
Siehe auch Abb. **37** R, **38** S.

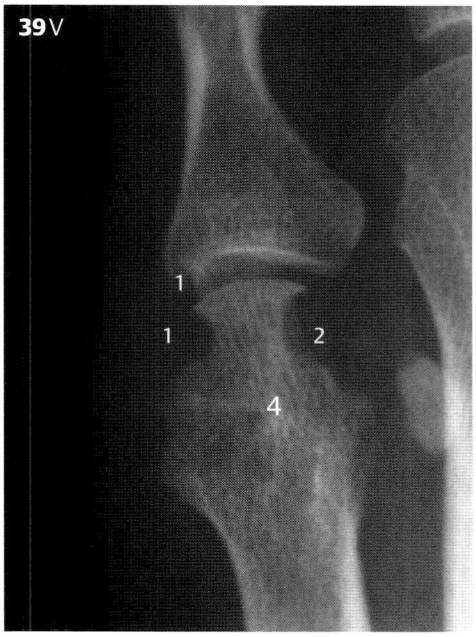

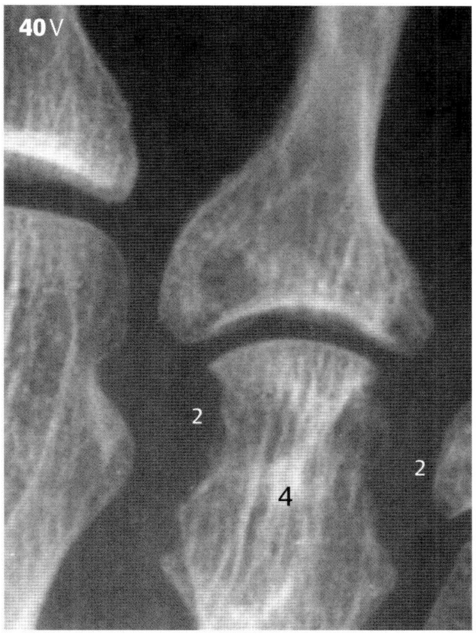

Grad 4

Abb. **41** V **C,M MTP V li. 1993:**
Am Köpfchen fibular eine langstreckige und tibial eine die Mittellinie überschreitende Usur, bewertet mit 2 und 3, Score demnach 5.
Siehe auch Abb. **38** R, **40** L, **41** S.

Abb. **42** V **C,M MTP II li. 1992:**
Zwei langstreckige Usuren am Metatarsalköpfchen, zwei kleine Usuren an der Zehengrundgliedbasis, insgesamt somit 6 Scorepunkte, entsprechend Grad 6 (an den Zehengelenken beträgt der maximale van der Heijde-Erosionsscore 10). Siehe auch Abb. **39** S.

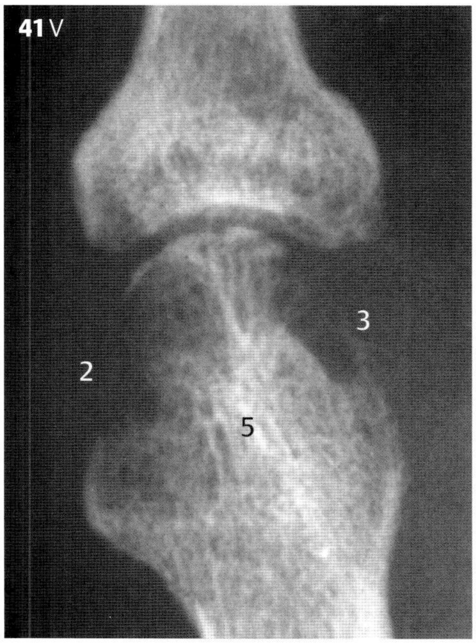

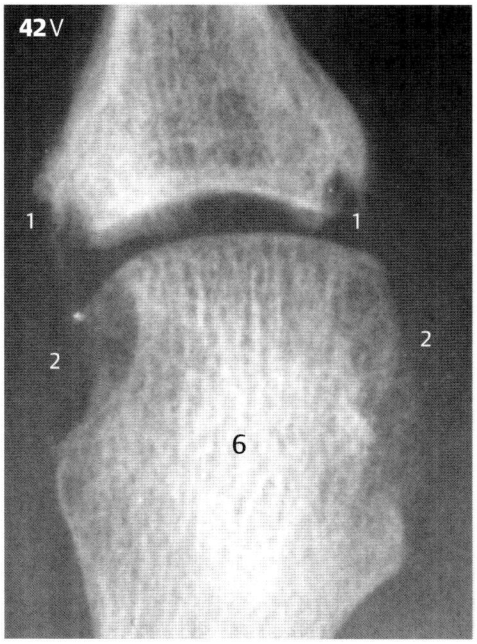

Grad 5 / Grad 6

Grad 7 / Grad 8

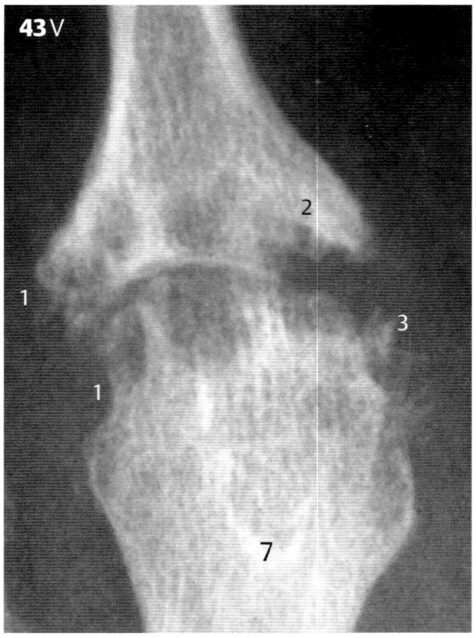

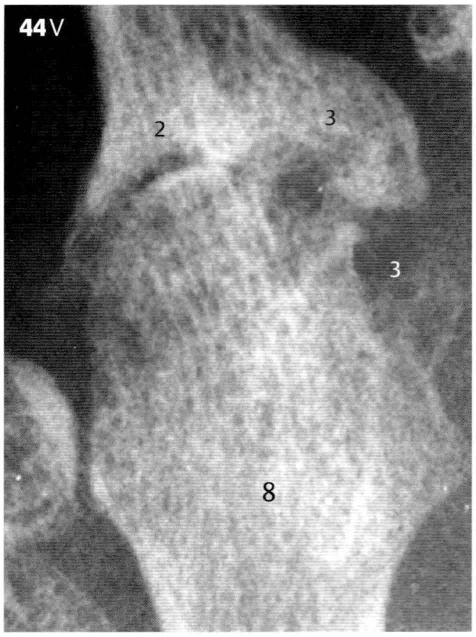

Abb. **43** V **C,M MTP II li. 1994:**
Am Köpfchen eine kurze und eine die Mittellinie überschreitende Usur, entsprechend 1 und 3 Scorepunkten. An der Grundgliedbasis eine langstreckige und eine kurze Usur, entsprechend 2 und 1 Punkt, insgesamt Grad 7. Siehe auch Abb. **39** R, **39** L.

Abb. **44** V **C,M MTP III li. 1999:**
Am Metatarsalköpfchen eine die Mittellinie überschreitende Usur, entsprechend 3 Scorepunkten, an der Grundgliedbasis eine die Mittellinie überschreitende Usur (3 Scorepunkte) und eine langstreckige Usur (2 Scorepunkte), insgesamt also 8 Punkte und damit Grad 8. An der Basis deutlicher Knochensubstanzverlust.
Siehe auch Abb. **40** R, **42** S.

Grad 9 / Grad 10

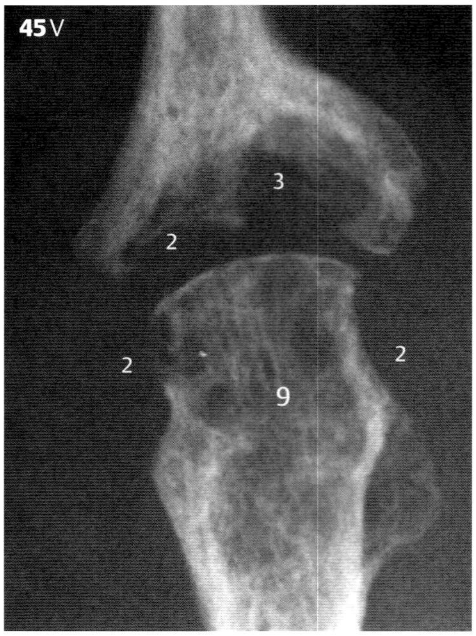

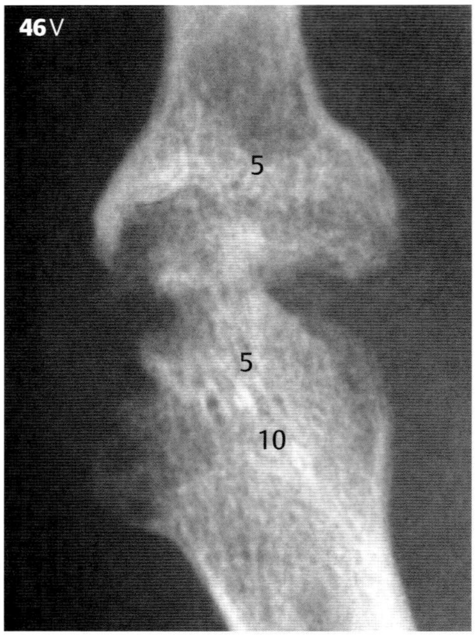

Abb. **45** V **K,U MTP IV li. 1996:**
Am Köpfchen zwei langstreckige Usuren, bewertet mit je 2 Punkten, an der Basis eine langstreckige und eine die Mittellinie überschreitende Usur, entsprechend 2 und 3 Scorepunkten. Insgesamt 9 Punkte: Grad 9. Die tibial am Köpfchen gelegene Erosion ist geglättet, d. h. mit einer Grenzlamelle versehen (kortiziert).

Abb. **46** V **C,M MTP V li. 1994:**
Beide Gelenkflächen sind total zerstört und müssen mit je 5 bewertet werden. Gesamtscore demnach 10: Grad 10. Siehe auch Abb. **41** R, **41** L.

Die Gelenkspaltverschmälerung (GSV) wird von Sharp und van der Heijde als indirektes Maß der Knorpeldestruktion herangezogen. Beide Scores unterscheiden sich nur bezüglich der Bewertung von Subluxation und Luxation (siehe folgende Übersicht). Wegen der weitgehenden Übereinstimmung werden beide Scores in den Abbildungen gemeinsam dargestellt.

GSV-Score nach Sharp

Grad 0 normal
Grad 1 fokale Gelenkspaltverschmälerung
Grad 2 diffuse Gelenkspaltverschmälerung < 50%
Grad 3 diffuse Gelenkspaltverschmälerung > 50%
Grad 4 Ankylose

GSV-Score nach Sharp/van der Heijde

Grad 0 normal
Grad 1 fokale Gelenkspaltverschmälerung
Grad 2 diffuse Gelenkspaltverschmälerung < 50% oder Subluxation
Grad 3 diffuse Gelenkspaltverschmälerung > 50% oder Subluxation
Grad 4 Ankylose oder Luxation

Im Sharp-Score werden heute an einer Hand nicht mehr 18 Gelenkspalten (wie in Abb. **9** gezeigt), sondern nur 16 Gelenkspalten berücksichtigt: Die Gelenkspalten zwischen Radius und Ulna sowie Lunatum und Triquetrum werden nicht mehr gescort. Die gleichen Gelenke werden auch in der van der Heijde-Modifikation gescort (siehe Abb. **10**). Am Fuß werden in beiden Systemen 6 Gelenkspalten bewertet. Somit ergeben sich für beide Hände und Füße zusammen 32 + 12 = 44 Gelenke, entsprechend einem maximalen Gesamt-GSV-Score von 176.

Zusatzinformation

Sharp berücksichtigt Subluxation und Luxation beim GSV-Score nicht, da die tatsächliche Gelenkspaltweite wegen Überlagerung nicht beurteilt werden kann und Fehlstellungen nicht auf Knorpeldestruktion rückschließen lassen. Die entsprechenden Gelenke werden von ihm deshalb aus der Wertung genommen. Das führt natürlich auch zu einem Informationsverlust bei der Auswertung von Studien. Die Bewertung von Subluxation und Luxation mit den höchsten Graden (3 und 4) im GSV-Score durch van der Heijde wirft aber Knorpeldestruktion und Gelenkfehlstellung, z. B. durch Kapsel- und Bandlaxizität auch ohne Knorpeldestruktion, in den gleichen Topf.

Zur Darstellung des Handgelenks im Bildteil: Zwecks besserer Übersichtlichkeit werden keine einzelnen Gelenke, sondern wird jeweils die gesamte Handwurzel dargestellt. Die Gelenkspaltverschmälerungen der einzelnen Gelenke werden durch Ziffern am Gelenkspalt bezeichnet.

Da es keinen einheitlichen GSV-Score des Handgelenks gibt, werden die Veränderungen an den Handgelenken, ebenso wie beim Erosionsscore, als „normal" bis „sehr stark verändert" bezeichnet.

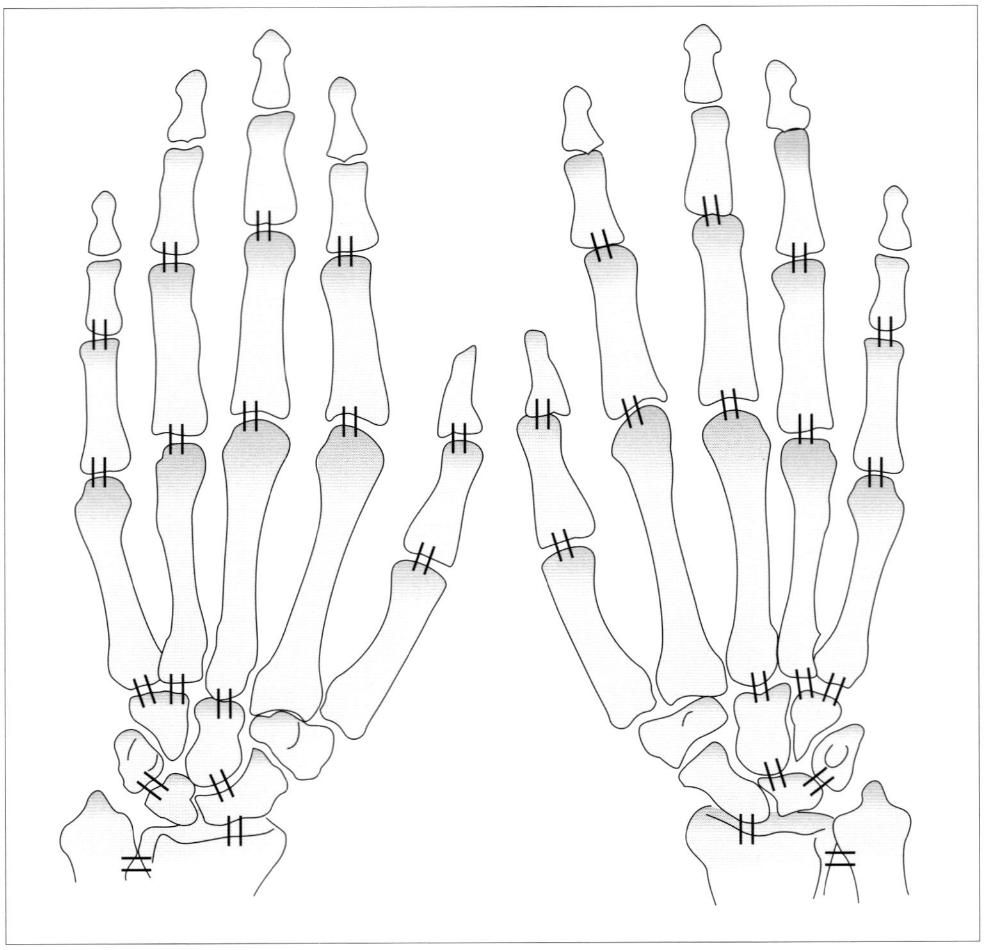

Abb. **9** Gelenke, die in der Sharp-Methode auf Gelenkspaltverschmälerung untersucht wurden. Heute werden die Gelenkspalten zwischen Radius und Ulna sowie Lunatum und Triquetrum im Allgemeinen weggelassen.

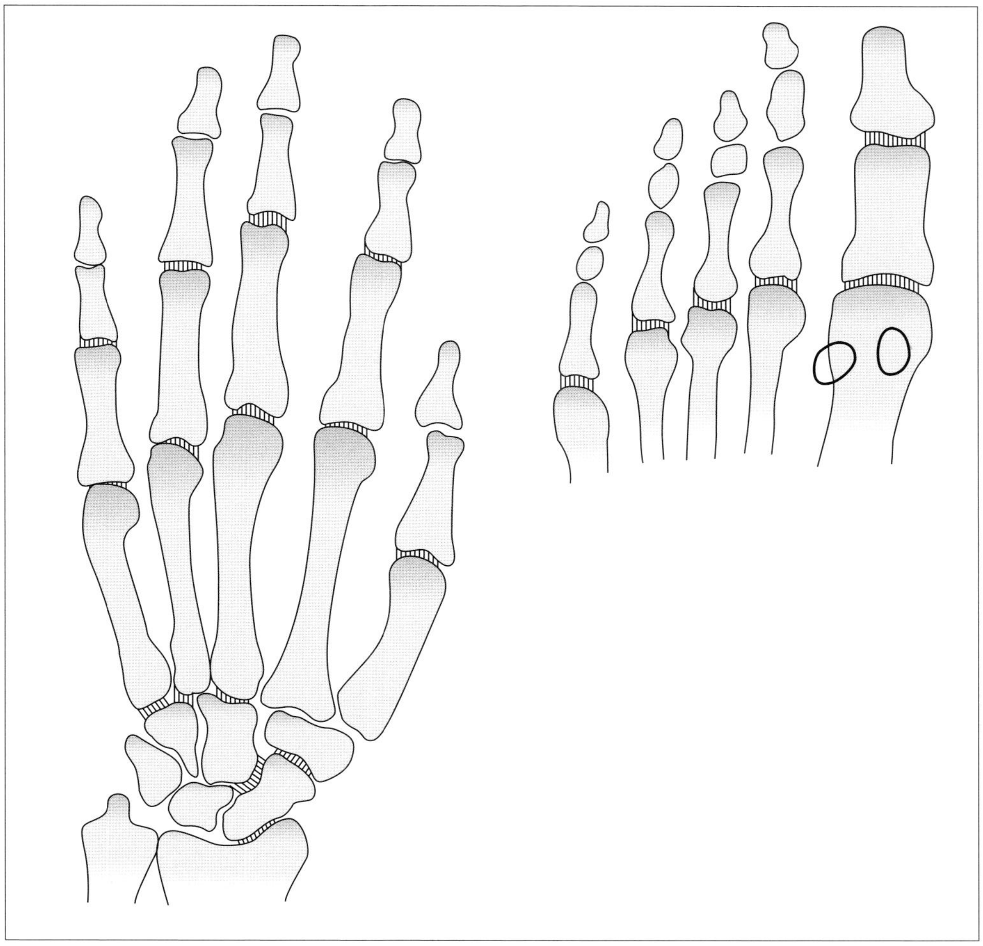

Abb. **10** Gelenke, die in der van der Heijde-Modifikation des Sharp-Scores auf Gelenkspaltverschmälerung untersucht werden (nach Balliere's Clinical Rheumatology 1996; 10: 446 – 7).

Grad 0

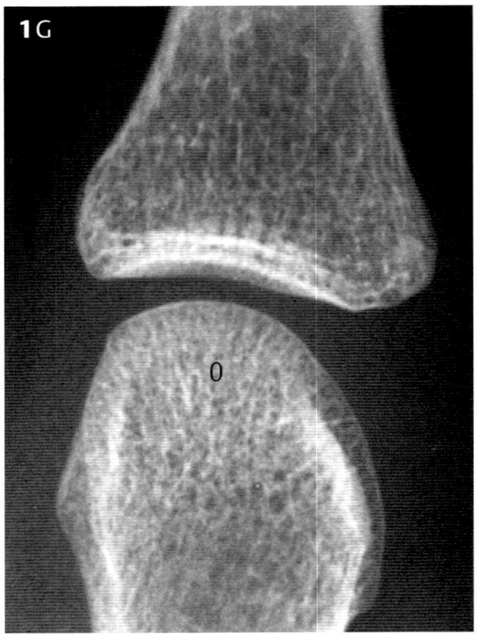

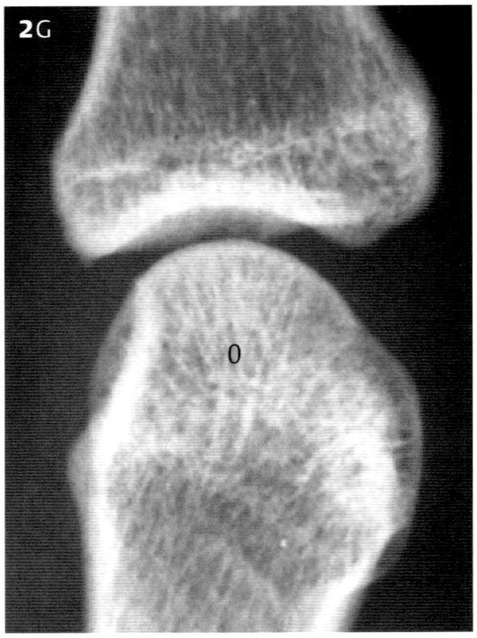

Abb. 1G **S,M MCP II li. 1996:**
Normale Form der Gelenkflächen und völlig normaler Gelenkspalt: Grad 0.

Abb. 2G **C,M MCP II li. 1992:**
Geringe Achsabweichung der Gelenkenden, dennoch normale Gelenkspaltweite. Zur besseren Beurteilung, ob eine Gelenkspaltverschmälerung vorliegt, ist ein Vergleich mit der Gegenseite und den Nachbargelenken empfehlenswert: Grad 0.

Grad 1

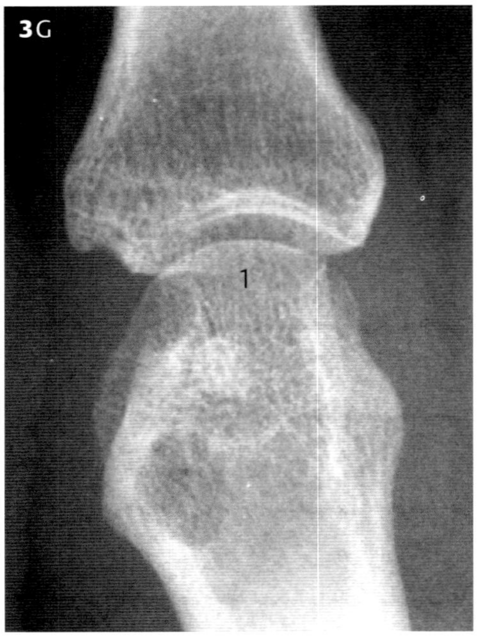

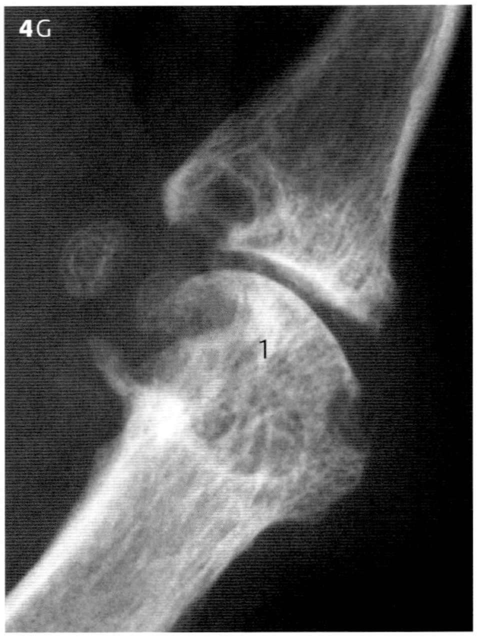

Abb. 3G **B,C MCP II re. 1997:**
Der ulnare Gelenkspaltanteil erscheint normal, der radiale ist dagegen verschmälert. Fokale Gelenkspaltverschmälerung, entsprechend Grad 1.

Abb. 4G **M,M MCP I li. 1993:**
Der Gelenkspalt ist auf der Radialseite normal weit, erscheint aber an der Ulnarseite verschmälert. Demnach fokale Gelenkspaltverschmälerung, entsprechend Grad 1. Zusätzlich Erosionen beidseits am Metakarpalköpfchen und ulnar an der Fingergrundgliedbasis.

Grad 2

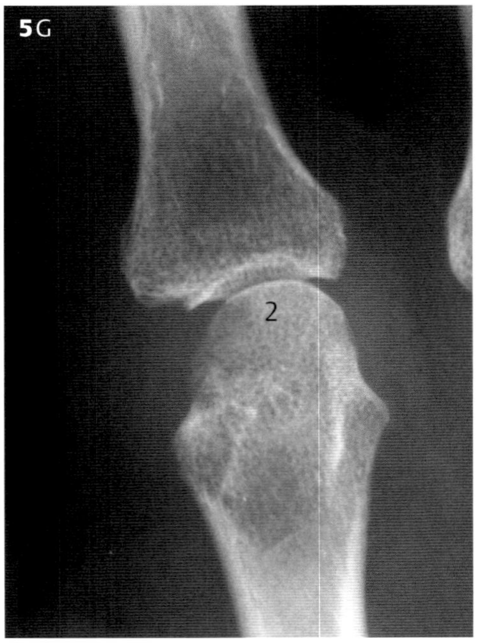

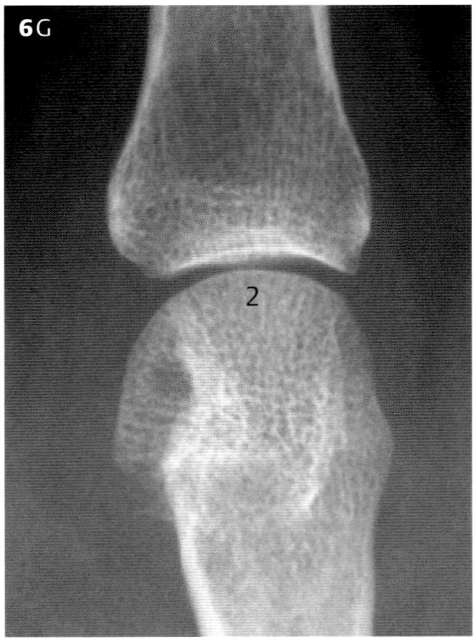

Abb. 5G **Ro,C MCP II re. 1991:**
Konzentrische Verschmälerung des beidseits völlig glatt begrenzten Gelenkspalts um weniger als 50% des normalen Gelenkspalts. Zusätzlich kleine Usur an der Radialseite der Fingergrundgliedbasis: Grad 2.

Abb. 6G **Schr,C MCP III re. 1994:**
Konzentrische Verschmälerung des beidseits glatt begrenzten Gelenkspalts um weniger als 50%, entsprechend Grad 2.

Abb. 7G **W,R MCP II re. 1991:**
Starke, konzentrische Verschmälerung des Gelenkspalts um mehr als 50%, entsprechend Grad 3. Beide Gelenkflächen sind völlig glatt begrenzt.

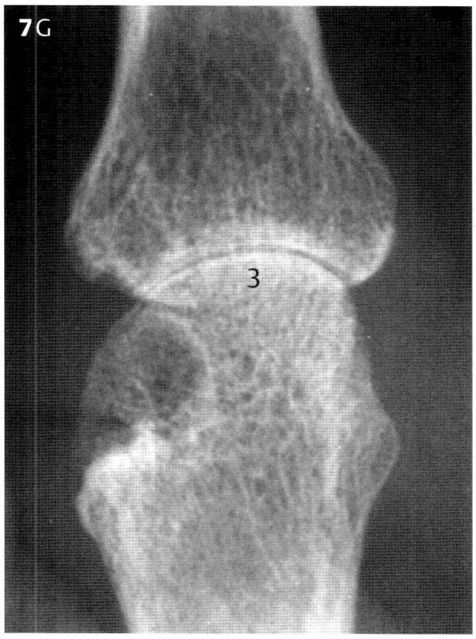

Abb. 8G **B,R MCP III re. 1988:**
Sehr starke Verschmälerung des Gelenkspalts mit leichter Subluxationsstellung der Gelenkenden. Gleichzeitig kleinere Usurierungen an der Ulnarseite des Gelenks sowohl im Kopf- als auch im Fingergrundgliedbasis-Bereich. Am Kopf radial seitlich größere, tief reichende Usur. Sharp würde vermutlich die leichte Subluxationsstellung unbewertet lassen, also den Grad 3 wählen. Bei Wertung als Subluxation oder gar Luxation müsste das Gelenk in der Sharp-Methode aus der Wertung herausgenommen werden, würde in der van der Heijde-Modifikation aber weiter als Grad 3 beurteilt werden.

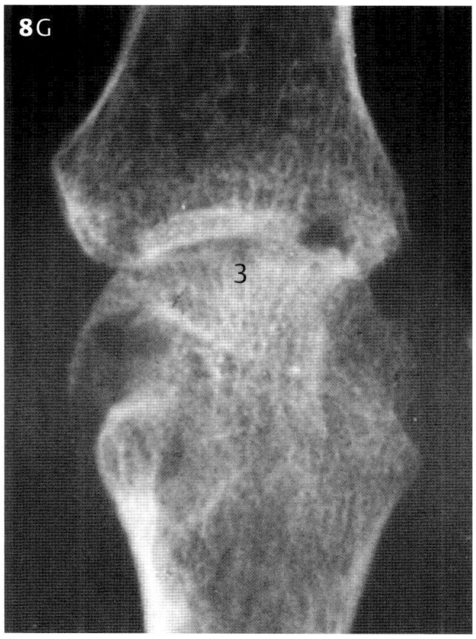

Grad 3

Abb. 9G **C,M MCP II li. 1995:**
Zentral ist ein Gelenkspalt nicht mehr erkennbar, demnach Grad 4.

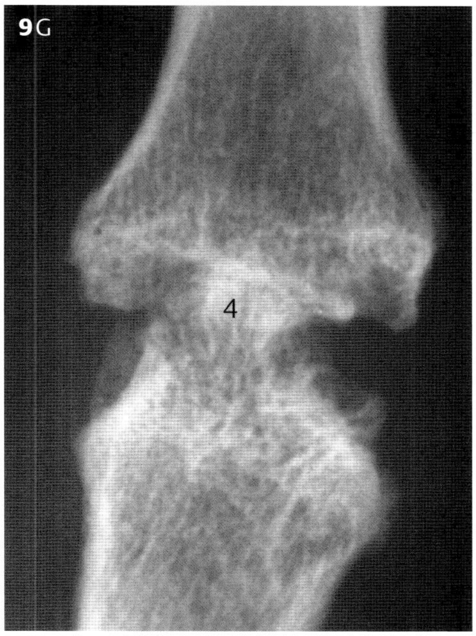

Abb. 10G **W,R MCP III re. 1998:**
Der Gelenkspalt ist weitgehend aufgehoben und möglicherweise ankylosiert. Auch die Ankylose wird mit 4 bewertet.

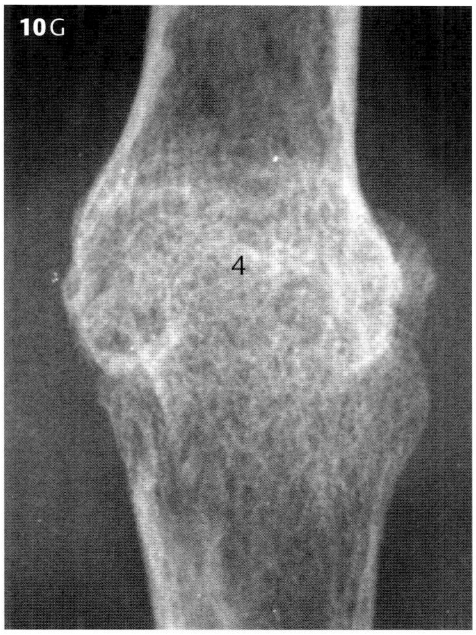

Grad 4

Abb. 11G **E,I MCP II – IV re. 1985:**
Am MCP IV zeigt sich ein noch normal weiter Gelenkspalt, der mit 0, allenfalls 1 bewertet wird. Das MCP-III-Gelenk zeigt eine konzentrische Gelenkspaltverschmälerung um ca. 50%, könnte also mit 2 oder gar 3 bewertet werden. Der Gelenkspalt am MCP-II-Gelenk ist völlig aufgehoben und entspricht demnach einem Grad 4.

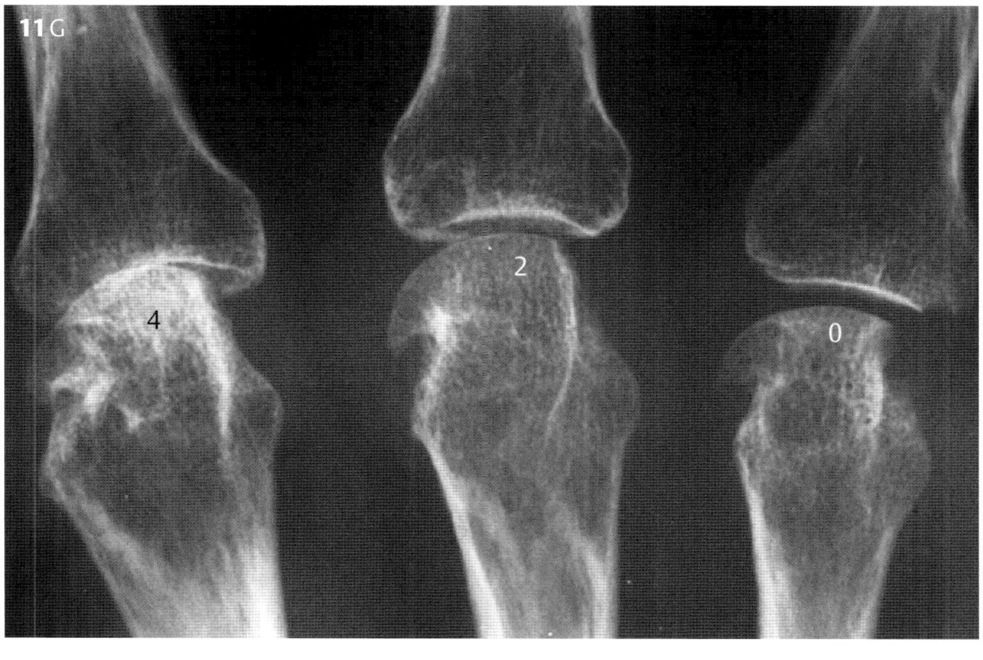

Grad 4

normal

12G

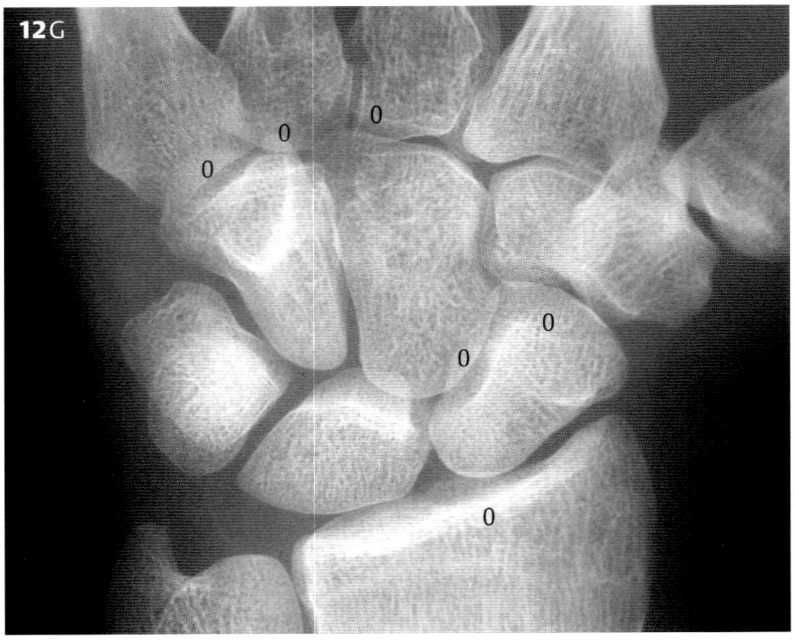

Abb. 12 G **Sp,A HG li. 1994:**
Normales Handgelenk mit regelrechter Knochenstruktur, glatten Gelenkoberflächen und völlig normal weiten Gelenkspalten. Im Sharp-Gelenkspaltverschmälerungsscore werden folgende Gelenkspaltweiten angegeben: Radiokarpalgelenk, Trapezionavikulargelenk, Gelenk zwischen Capitatum und Naviculare bzw. Lunatum, Karpometakarpalgelenke III – V. Die Gelenkspaltweiten sind hier alle normal; dies wird durch die 0 an einem an den Gelenkspalt angrenzenden Knochen angegeben.

geringe Veränderungen

13G

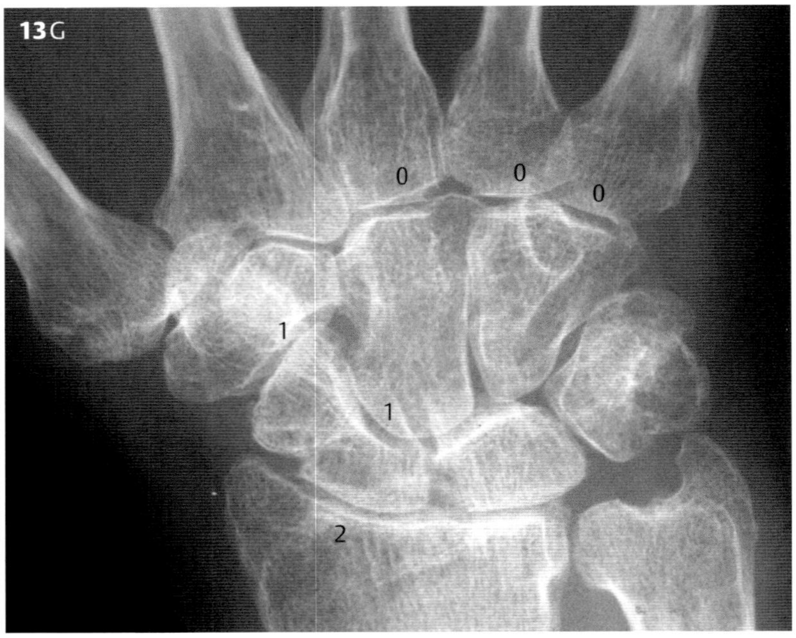

Abb. 13 G **E,I HG re. 1985:**
Allgemeine bzw. konzentrische Gelenkspaltverschmälerung des Radiokarpalgelenks um weniger als 50 %, bewertet als Grad 2. Fokale Verschmälerung des trapezionavikularen Gelenkspalts sowie des Gelenkspalts zwischen Naviculare und Capitatum, jeweils bewertet mit 1. Die Karpometakarpalgelenkspalten III – V sind normal weit (Grad 0).

mäßige Veränderungen

14G

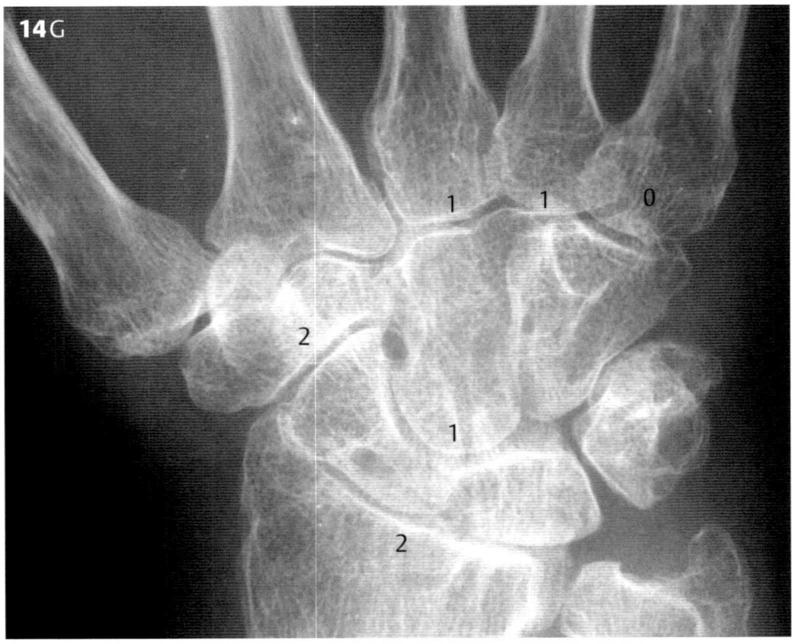

Abb. 14 G **E,I HG re. 1987:**
Allgemeine Verschmälerung des radiokarpalen Gelenkspalts um ca. 50 %, hier mit 2 bewertet (auch 3 wäre möglich). Bewertung des Trapezionavikulargelenks mit 2, des Gelenks zwischen Naviculare und Capitatum mit 1, der Karpometakarpalgelenke III und IV jeweils mit 1 und des Karpometakarpalgelenks V mit 0. Gleichzeitig bestehen Erosionen an Capitatum, Naviculare, Lunatum und Triquetrum sowie zystische Aufhellungen.

Abb. 15 G **A,D HG re. 1999:**
Verschmälerung des radiokarpalen Gelenkspalts um mehr als 50%, bewertet mit Grad 3, Spalt zwischen Capitatum und Naviculare/Lunatum praktisch aufgehoben (Grad 4), Trapezionavikulargelenk um weniger als 50% verschmälert (Grad 2), Karpometakarpalgelenke III – V (Grade 3, 2, 2). Daneben bestehen starke erosive Veränderungen an Radius und Ulna sowie an Naviculare, Lunatum und Capitatum mit Knochenverlust.

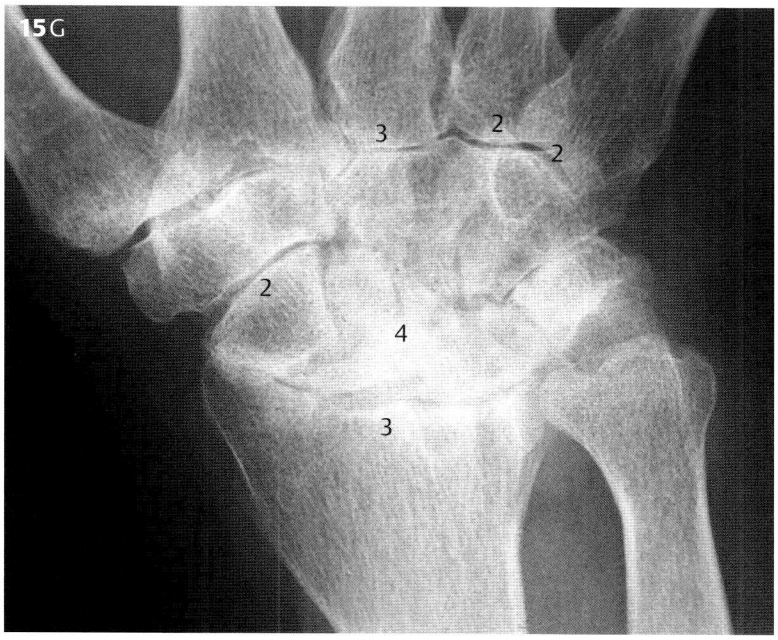

Abb. 16 G **E,I HG re. 1994:**
Die im Sharp-Gelenkspaltverschmälerungsscore zu bewertenden Gelenkspalten sind praktisch aufgehoben und werden daher alle mit 4 bewertet. Darüber hinaus schwere erosive Veränderungen an den die Gelenke begrenzenden Knochen.

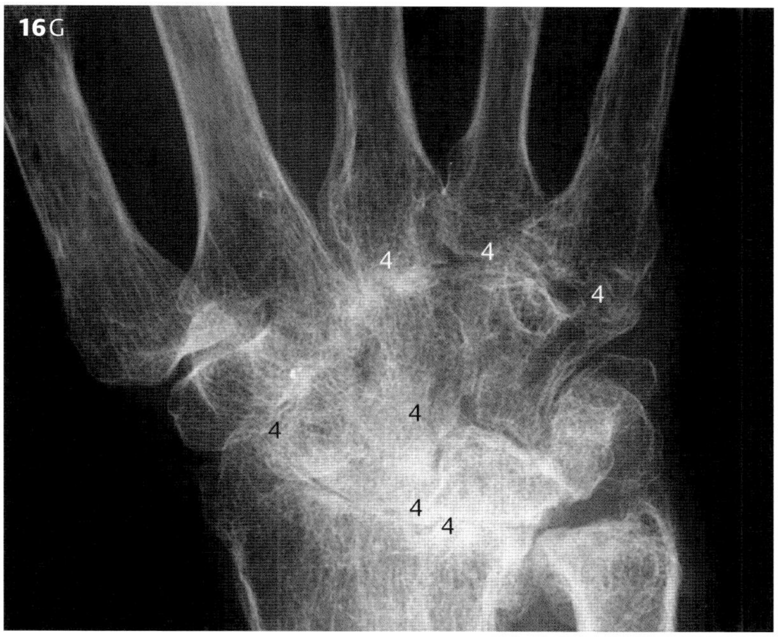

Abb. 17 G **A,D HG re. 2003:**
Die Knochen der proximalen und distalen Handwurzelknochenreihe sind zu einem Os carpale verschmolzen, lediglich das Trapezionavikulargelenk ist noch stark verschmälert erkennbar. Starke Verschmälerung auch des Radiokarpalgelenkspalts sowie der Karpometakarpalgelenkspalten III – V.

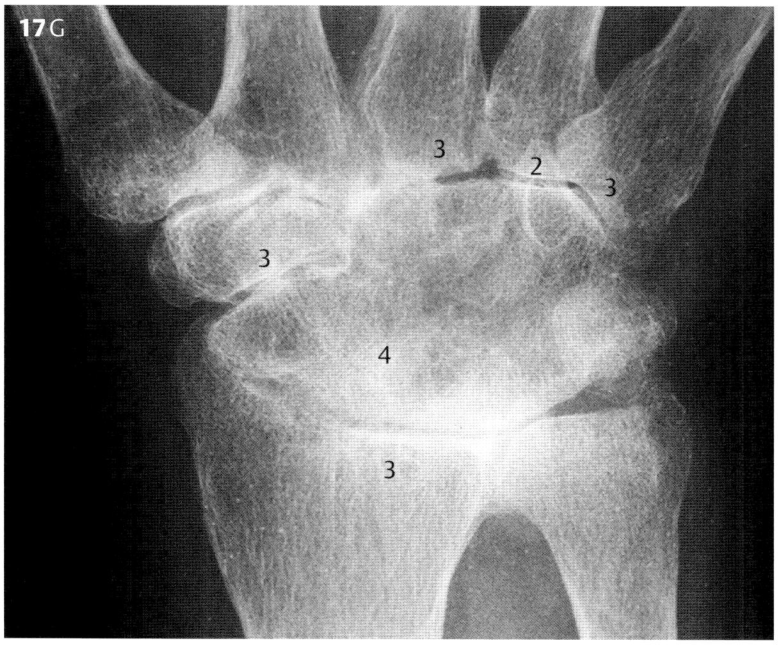

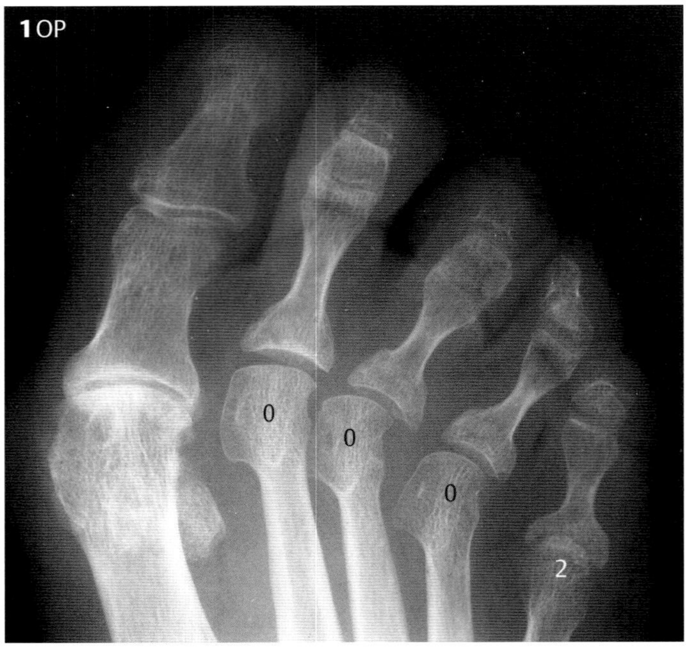

Abb. 1 OP **W,R MTP I – V re. 1989:**
Leichter Hallux valgus und leichte Achsenabweichung auch der übrigen Zehen nach fibular. Es besteht lediglich eine Gelenkspaltverschmälerung des Großzehengrundgelenks, daneben einige rundliche, zystische Aufhellungen im Grundgliedköpfchen. Die im Ratingen-Score zu bewertenden Gelenke sind regelrecht (Scorewert 0), abgesehen vom offenbar erosiven Substanzverlust der Zehengrundgliedbasis V, die mit Grad 2 bewertet wird.

Die Bewertung operierter Gelenke beim Scoren wird unterschiedlich gehandhabt. In einigen Scoringmethoden (z. B. in der Modifikation der Larsen-Methode von Edmonds; S. 3) erhält ein operiertes Gelenk die jeweils schlechteste Bewertung. Diese Regelung wird für viele klinische Studien auch bei Anwendung anderer Scoringmethoden vereinbart. Meiner Ansicht nach ist dies nicht gerechtfertigt, da häufig kaum oder gar nicht destruierte Gelenke operiert werden, beispielsweise Vorfußkorrekturen wegen Subluxations- oder Luxationsstellung aller oder auch einzelner MTP-Gelenke. Als Beispiel soll hier der Verlauf des rechten Vorfußes einer Patientin (W,R) dargestellt werden.

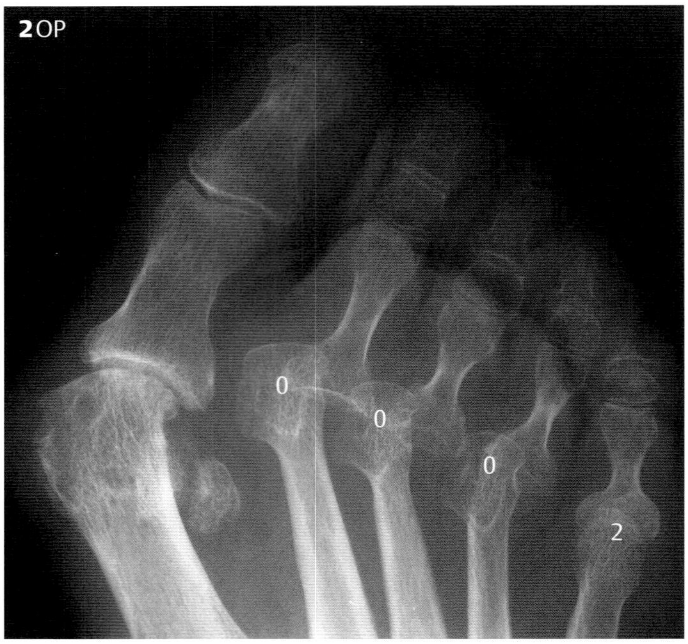

Abb. 2 OP **W,R MTP I – V re. 1990:**
Ein Jahr später deutliche Zunahme des Hallux valgus, Luxationsstellungen der MTP-Gelenke II – IV sowie weiterhin Subluxation des MTP-Gelenks V. Erosive Veränderungen an den Gelenken II – IV nach wie vor nicht erkennbar. MTP V gegenüber 1989 unverändert. Die Bewertung der MTP-Gelenke II – V bleibt gegenüber 1989 unverändert, da Erosionen nicht neu aufgetreten sind.

Zusatzinformation: Im Gelenkspaltveränderungsscore (GSV) würden die Luxationen von van der Heijde jeweils mit 4 bewertet, von Sharp aber von der Wertung ausgeschlossen. In der Modifikation des Larsen-Scores von Scott würde die Luxation mit dem höchsten Scorewert von 4 belegt, in der Modifikation von Edmonds mit 4 bei einem Höchstwert von 5.

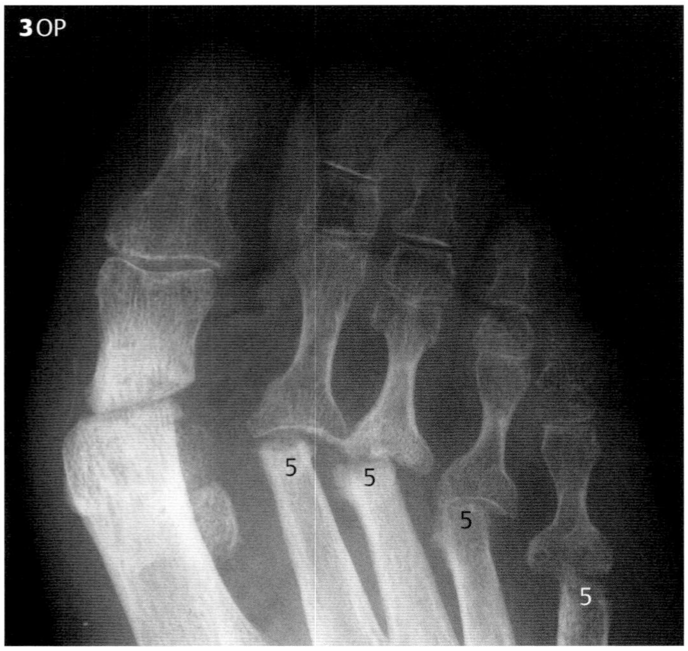

Abb. 3 OP **W,R MTP I – V re. 1991:**
Die MTP-Gelenke sind reseziert, die Gelenkflächen daher destruiert. Damit beträgt der Scorewert der MTP-Gelenke II – V jeweils 5, der Gesamtscorewert des rechten Vorfußes ist von 2 im Jahre 1990 plötzlich auf 20 angestiegen. Dieser Anstieg ist aber nicht auf den natürlichen Verlauf, sondern allein auf die Operation zurückzuführen, somit nicht gerechtfertigt. Dennoch werden in vielen Scoringmethoden bzw. im Rahmen klinischer Prüfungen operierte Gelenke mit dem höchsten Scorewert belegt, beispielsweise in der Modifikation von Edmonds (19), siehe S. 3.

Im Folgenden soll die Verlaufsdokumentation destruktiver Veränderungen an den Gelenken einer Hand bzw. der Vorfüße anhand von drei Beispielen demonstriert werden. Die für die einzelnen Gelenke festgestellten Werte werden in eine Tabelle eingetragen und erlauben eine Abschätzung der Schwere der Veränderungen. Diese Zahlen sind für den Leser viel schneller erfassbar und gedanklich in ein Röntgenbild zurückzuübersetzen als der übliche schriftliche Befund. Der besondere Vorteil dieser Art der Dokumentation liegt darin, dass der Verlauf über mehrere Jahre auf einem einzigen Bogen überblickt werden kann (siehe Abb. **11**). Da im Ratingen-Score nur die Destruktion erfasst wird, müssen zusätzlich erkennbare und als wichtig erachtete Phänomene, wie z. B. Weichteilschwellung, Deformität, sekundäre Arthrose, als Text oder als Symbol hinzugefügt werden. Röntgenologisch erkennbare Besserungen oder Verschlechterungen führen nicht immer zu einer Scoreänderung. Sie können aber bei unverändertem Score im Text oder als Symbol (±) angegeben werden. Als Beispiele für die Dokumentation im Ratingen-Score folgen drei Verläufe: 4 Zeitpunkte der linken Hand der Patientin E,I, 4 Zeitpunkte der linken Hand der Patientin H,M sowie 3 Zeitpunkte beider Vorfüße der Patientin H,M.

Praxis/Klinik: ____________ Patient: ____________ Datum: ____________

Datum:				
PIP links	1			
	2			
	3			
	4			
	5			
MCP links	1			
	2			
	3			
	4			
	5			
Handgelenk links	Nav.			
	Lun.			
	Rad.			
	Ulna			

Abb. **11** Schema zur Dokumentation des Ratingen-Scores (aus Platzgründen ist nur die linke Hand aufgeführt.)

Verlauf des Ratingen-Scores einer Hand über 27 Jahre

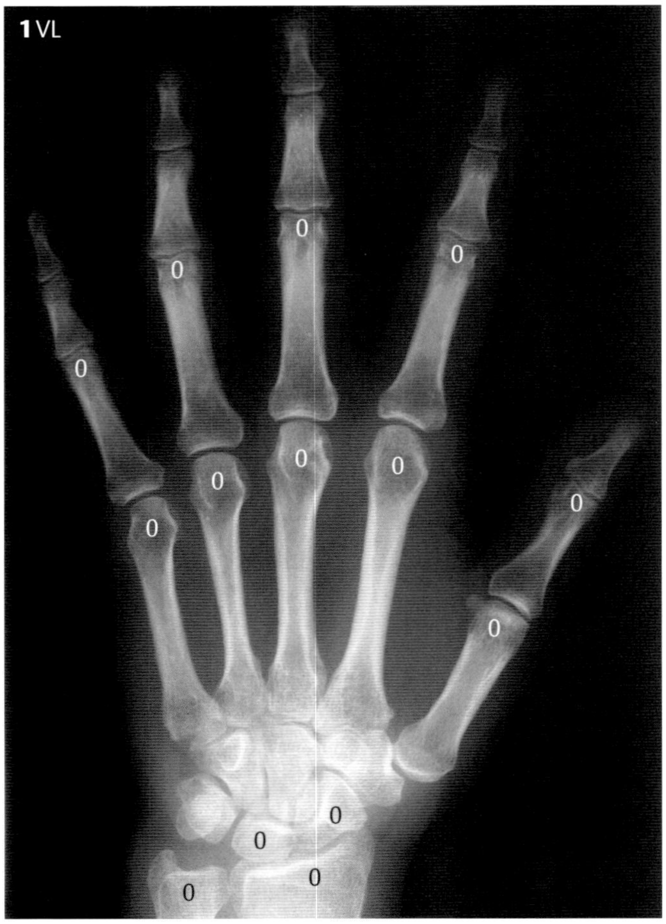

Abb. **1** VL **E,I li. Hand 1978:**
Völlig regelrechte Verhältnisse, allenfalls geringfügige gelenknahe Osteoporose im Bereich der Handwurzel sowie der Fingergrund- und -mittelgelenke.
Der Gesamtscore der linken Hand ist somit 0.

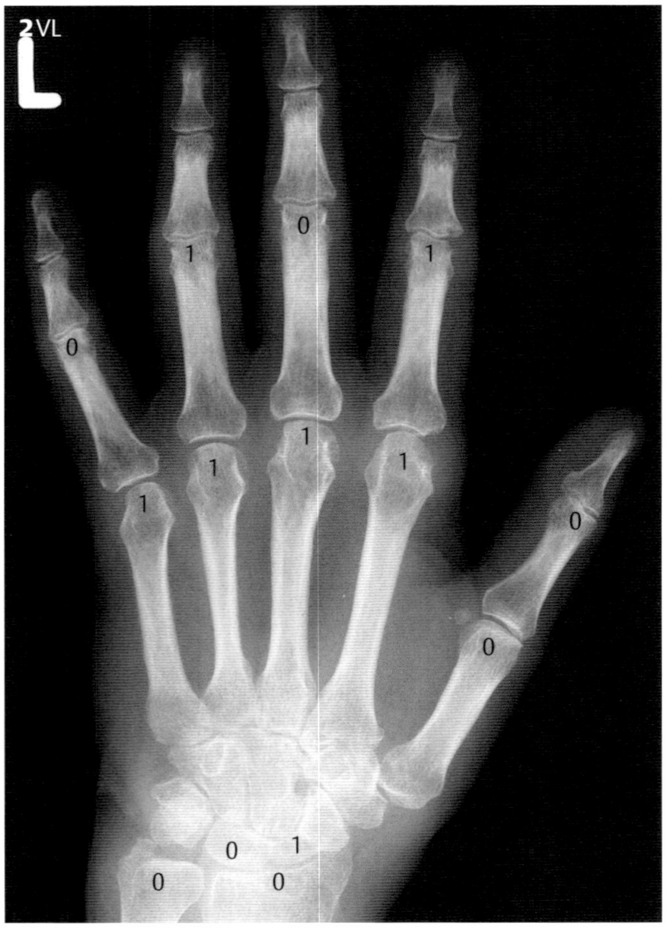

Abb. **2** VL **E,I li. Hand 1983:**
An den PIP-Gelenken II und IV sowie an den Fingergrundgelenken und am Naviculare kleine Erosionen, die jeweils mit Grad 1 bewertet werden. Gesamtscore der linken Hand: 7.

Abb. 3 VL **E,I li. Hand 1994:**
An den PIP-Gelenken II – V ausgeprägte erosive Veränderungen, am PIP-Gelenk III sogar erheblicher Knochenverlust mit Verkürzung des Fingers. Vom MCP-Gelenk V bis II zunehmende erosive Veränderungen, die am MCP-Gelenk II zum Verlust der gesamten Gelenkoberfläche und zur Luxation des Gelenks und Verkürzung des 2. Fingers geführt haben. An der Handwurzel vergleichsweise geringere Veränderungen. Gesamtscore der linken Hand: 34.

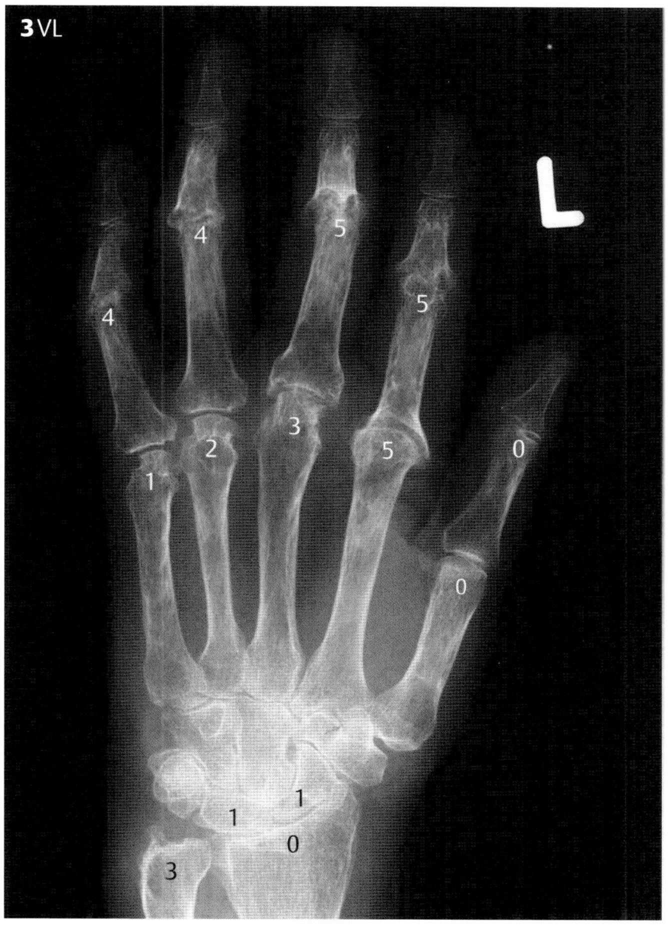

Abb. 4 VL **E,I li. Hand 2005:**
Schwere, teilweise mutilierende Veränderungen sowie Ankylose (PIP III) an allen MCP- und PIP-Gelenken sowie ausgeprägte Destruktion der linken Handwurzel. Gesamtscore der linken Hand: 59.

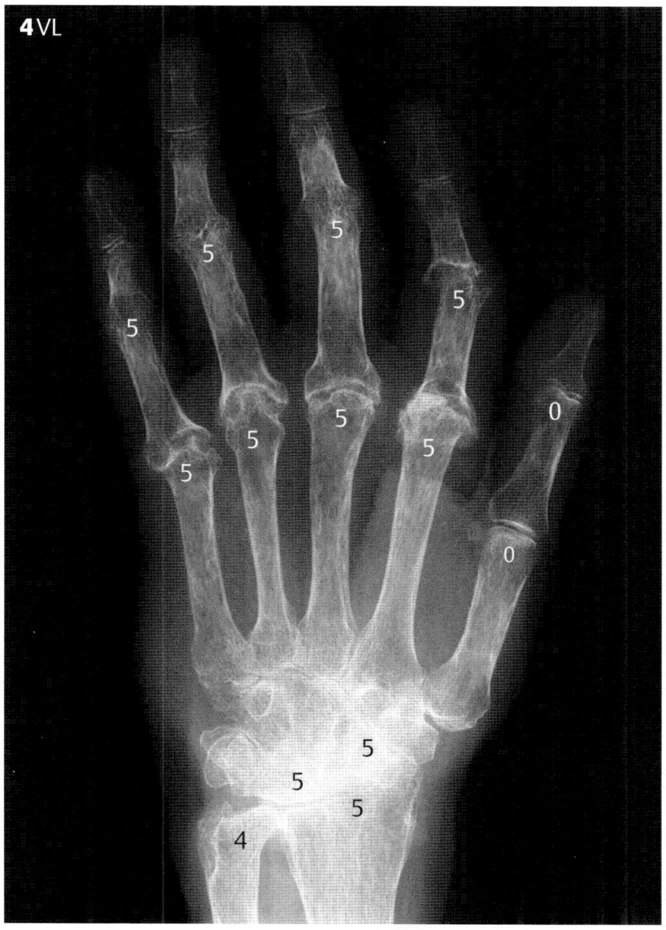

Verlauf des Ratingen-Scores einer Hand über 7 Jahre

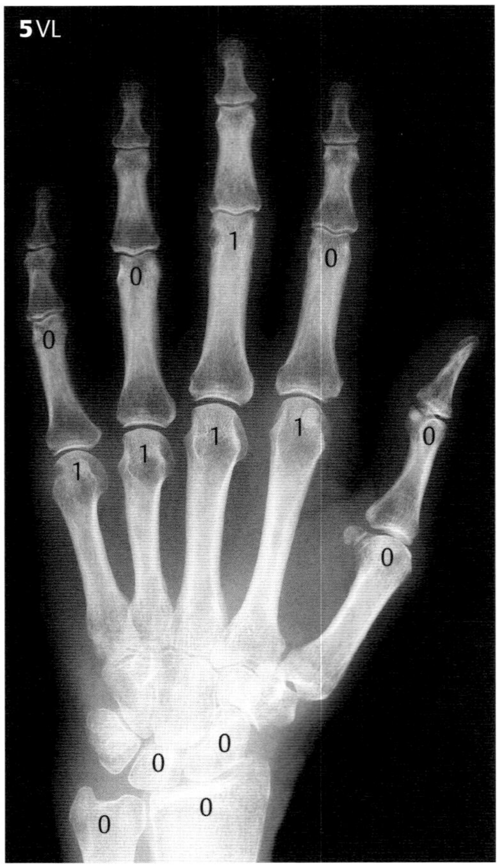

Abb. **5** VL **H,M li. Hand 1995:**
Leichte Weichteilschwellungen über einigen PIP- und einigen MCP-Gelenken sowie dem Handgelenk. Geringe gelenknahe Osteoporose der MCP-Gelenke und der Handwurzelknochen. Am PIP-Gelenk III kleine Usur, die in eine mäßig große zystisch erscheinende Erosion mündet, bewertet als Grad 1. Die „Zyste" an der Basis des Mittelglieds hat keine erkennbare Öffnung, wird daher nicht bewertet. An den übrigen Fingermittelgelenken keine Erosionen, daher 0. Die MCP-Gelenke II–IV zeigen an den Grundgliedbasen jeweils kleine Erosionen: Grad 1. Das MCP V hat zusätzlich noch eine kleine Erosion an der Ulnarseite des Metakarpalköpfchens. Die Gesamtdestruktion liegt aber < 20 %, bleibt daher Grad 1. An den Messpunkten der Handwurzel keine Erosionen. Der Gesamtscore an der linken Hand beträgt 5.

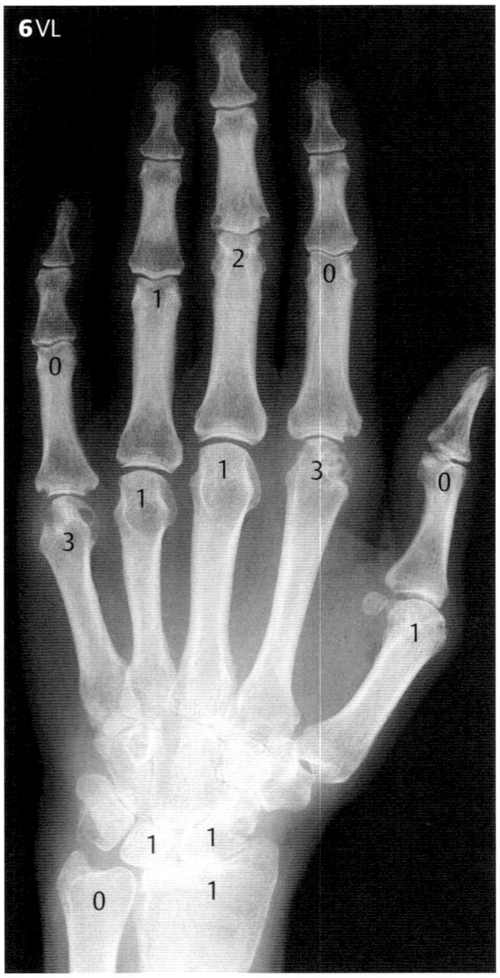

Abb. **6** VL **H,M li. Hand 1996:**
Die PIP-Gelenke II und V bleiben weiterhin 0, ebenso das IP-Gelenk I. Das PIP-Gelenk IV ist wegen einer kleinen Erosion an der Ulnarseite der Mittelgliedbasis jetzt Grad 1, das PIP-Gelenk III wegen Zunahme der Erosionen am Grundgliedköpfchen Grad 2. An den MCP-Gelenken ebenfalls Zunahme des Scores wegen Vergrößerung bzw. Neuauftretens von Erosionen. An der Handwurzel sind Naviculare, Lunatum und Radius jetzt ebenfalls Grad 1. Zusätzlich besteht hier auch eine starke Verschmälerung des radiokarpalen und des trapezionavikularen Gelenkspalts sowie des Gelenkspalts zwischen Capitatum und proximaler Handwurzelreihe. Der Gesamtscore an der linken Hand beträgt jetzt 15.

Abb. **7** VL **H,M li. Hand 1999:**
In der Zwischenzeit sind weitere Verschlechterungen eingetreten, insbesondere am MCP-Gelenk II und vor allem im Bereich der Handwurzel. Am MCP-Gelenk II ist die proximale Gelenkfläche total zerstört, die distale hat zentral ebenfalls einen Knochenverlust erlitten, ist jetzt aber im Sinne reparativer Veränderungen wieder geglättet und mit einer dicht erscheinenden Grenzlamelle versehen. Naviculare, Radius und Ulna zeigen jetzt eine Destruktion ihrer Oberfläche zwischen 40 % und 60 %, sind also Grad 3, während am Lunatum nur noch > 20 % der Oberfläche erhalten sind:
Grad 4. Der Gesamtscore der linken Hand beträgt jetzt 25.

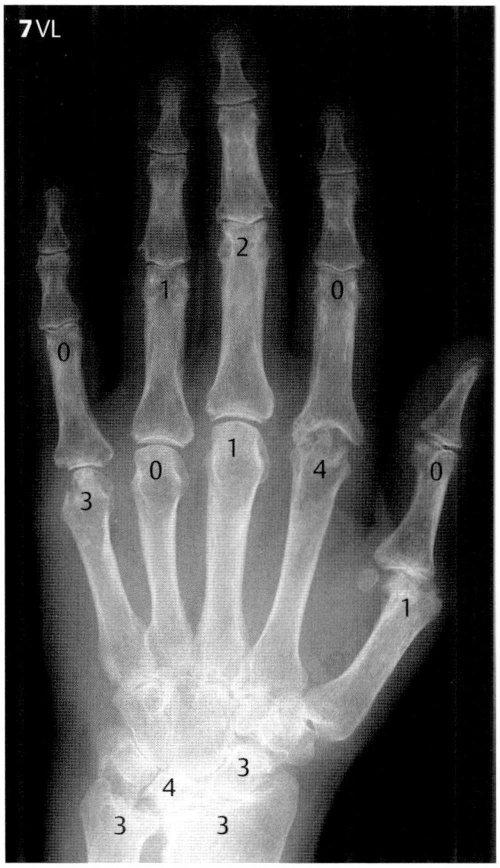

Abb. **8** VL **H,M li. Hand 2002:**
Gegenüber 1999 scheint das MCP V stärker destruiert, die Knochenstruktur ist aber verdichtet, die Konturen glatt, d. h. es findet eine Reparation statt. Auch an den übrigen Gelenken eher Konsolidierung mit Dichtezunahme des Knochens und Glättung der Oberflächen. Dennoch wird noch eine weitere geringe Zunahme des Gesamtscores der linken Hand auf 27 registriert.

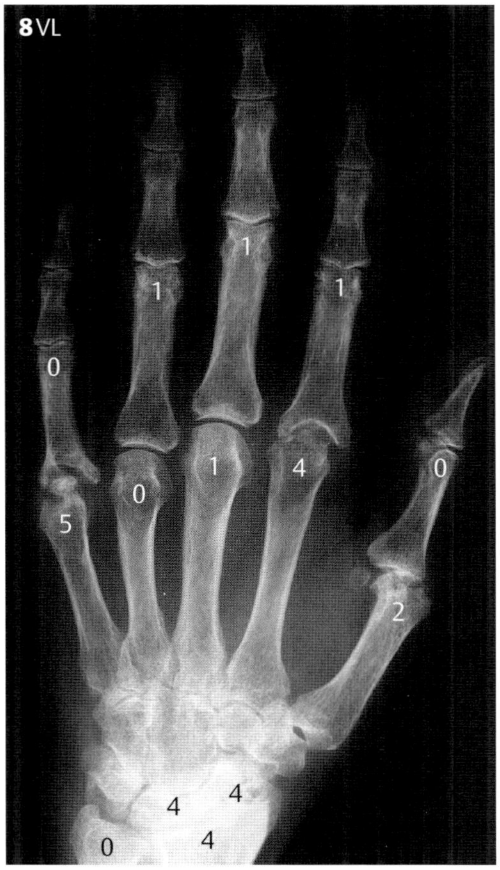

Verlauf des Ratingen-Scores an Vorfüßen über 7 Jahre

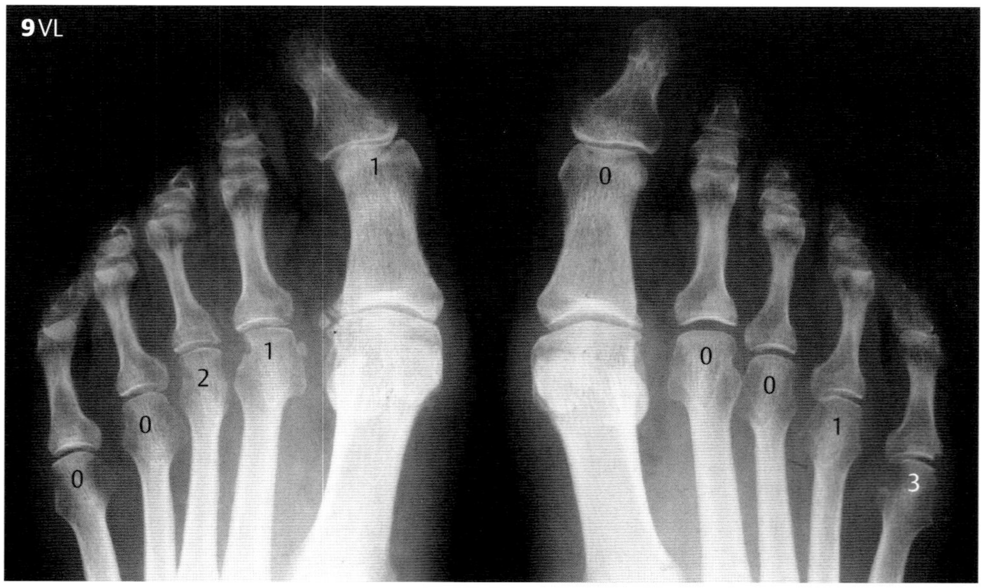

Abb. **9** VL **H,M Vorfüße 1995:**
Lediglich an den MTP-Gelenken II und III links, IV und V rechts und am Großzehenendgelenk erosive Veränderungen, die mit Grad 1 bis maximal 3 bewertet werden. Gesamtscore beider Füße: 8.

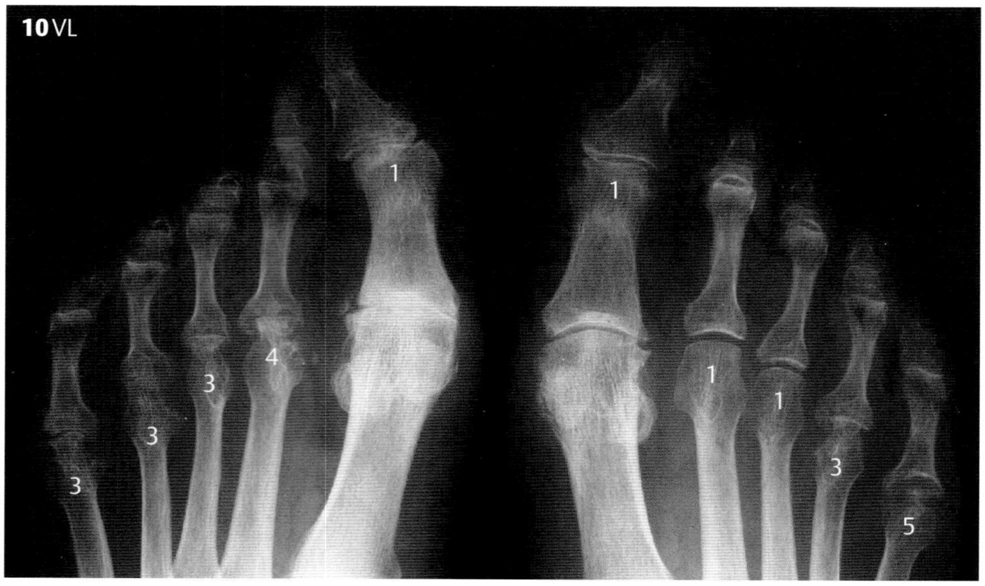

Abb. **10** VL **H,M beide Vorfüße 1997:**
Deutliche Zunahme der destruktiven Veränderungen, besonders an den MTP-Gelenken II–V links sowie IV und V rechts, großteils mit Subluxationsstellungen der Gelenke. Gesamtscore beider Füße: 25.

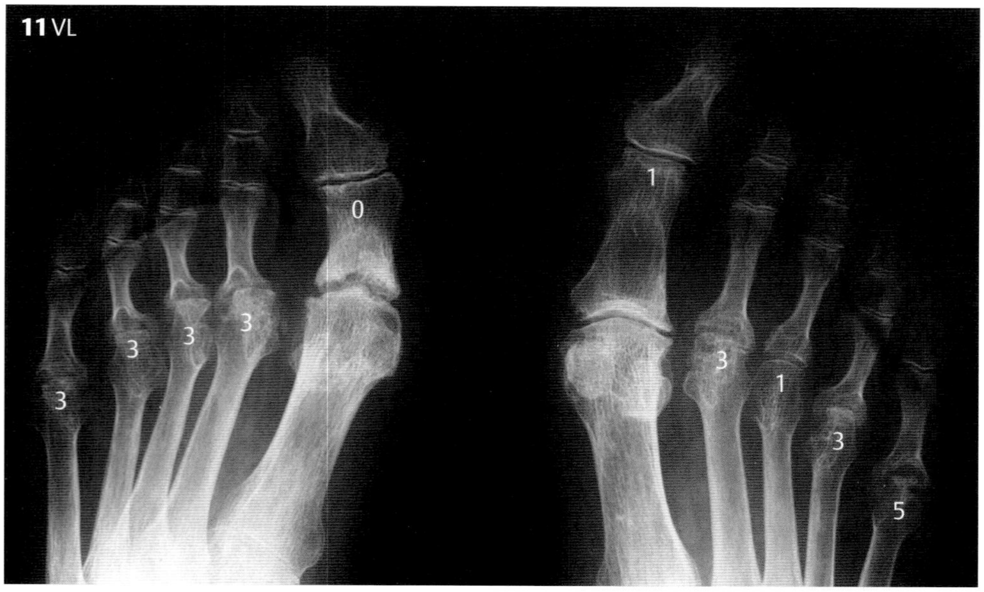

Abb. **11** VL **H,M beide Vorfüße 2002:**
Keine nennenswerte Zunahme der destruktiven Veränderungen. Im Gegenteil wirkt die Knochenstruktur an den betroffenen Metatarsalköpfchen dichter. Die Erosionen erscheinen großteils geglättet, weniger aktiv, teilweise sind sie auch durch Knochenneubildung wieder aufgefüllt worden. Die Bewertung im Ratingen-Score hat sich kaum geändert und beträgt jetzt 24.

Entgegen bisherigen Auffassungen hat sich in den letzten Jahren zunehmend die Erkenntnis durchgesetzt, dass erosive Veränderungen im Röntgenbild sehr wohl heilen können. Ob für die Heilung charakteristische morphologische Kriterien existieren und ob und wie Heilung in die existierenden Scoringmethoden eingebaut werden soll, ist Gegenstand laufender Untersuchungen.

Heilung ist mit konventionellen Scoringmethoden nicht messbar

Alle Scoringmethoden [1 – 3] mit ihren multiplen Modifikationen sind prinzipiell für den Einsatz bei klinischen Prüfungen entwickelt worden und dienen der Quantifizierung der Gelenkdestruktion und ihrer Progression. Besserungen im Sinne von Heilung waren nicht Gegenstand der Überlegungen der Autoren dieser Methoden und können daher nur begrenzt erfasst werden. Eine Scorereduktion war expressis verbis verboten („once an erosion, always an erosion" 4) (Sharp und Larsen: persönliche Mitteilungen), da die meisten Autoritäten der Meinung waren, dass Erosionen nicht heilen können. Das führte dazu, dass eine einmal (auch irrtümlich) gescorte Erosion weiter gezählt wurde, selbst wenn sie nicht mehr erkennbar war. Die Aktivität einer Erosion spielt beim Scoren noch immer keine Rolle: Eine nach unseren heutigen Kriterien geheilte Erosion bekommt noch immer den gleichen Scorewert wie eine aktive Erosion gleicher Größe. Bei der bisher überwiegend gebräuchlichen Methode, Röntgenbilder in bekannter Reihenfolge zu scoren, kann beim einzelnen Patienten bestenfalls das Fehlen einer Progression festgestellt werden, niemals aber eine Besserung.

Auf Heilung hinweisende morphologische Charakteristika

In den letzten Jahren wurden einige morphologische Charakteristika herausgearbeitet, die auf Heilung hindeuten. Bei Langzeituntersuchungen fielen uns bei gut auf die Therapie ansprechenden oder in Remission befindlichen Patienten Phänomene im Röntgenbild auf, die auf einen Stillstand der Entzündung und eine Reparatur ihrer destruktiven Folgen hinwiesen [5 – 10]. Beispielsweise kam es unter Methotrexat-Langzeittherapie zu einer Abnahme der Zahl „aktiver" und einer Zunahme „inaktiver" Gelenke [7]. Wir haben sechs Fälle von Heilung unter Basistherapie publiziert und dabei folgende Heilungsformen beschrieben [8]:

1. Rekortikation, d. h. Wiedererscheinen einer klar erkennbaren Grenzlamelle an einer Stelle, an der sie vorher zerstört war.
2. Teilweises oder komplettes Wiederauffüllen von Erosionen oder Zysten durch neu gebildeten Knochen.
3. Komplette Restauration durch vollständiges Wiederauffüllen einer meist frühen Erosion unter Wiederherstellung der normalen Knochenform und einer normalen Trabekelstruktur des subchondralen Knochens. In diesem Fall kann das wiederhergestellte Gelenk nicht vom ursprünglichen gesunden Gelenk unterschieden werden.
4. Normalisierung oder Dichtezunahme der aufgelockerten bzw. osteoporotischen Trabekelstruktur des subchondralen Knochens.
5. Umformung (Remodeling) eines partiell zerstörten Gelenks in Richtung Normalität zwecks Wiedererreichens einer weitgehend normalen Funktion. Dieser Prozess kann mit der Bildung von Osteophyten einhergehen. Der erreichte Status entspricht häufig dem einer sekundären Arthrose.

Die meisten dieser Phänomene können nur auf qualitativ guten Röntgenbildern identifiziert werden und sind in einer Serie von Aufnahmen in wechselnder Qualität – also in klinischen Studien oder Langzeitbeobachtungen – schlecht zu entdecken.

Die Voraussetzung für Heilung ist der Wegfall der Ursache der Destruktion, d. h. der Entzündung. Danach sind mehrere Monate erforderlich, bis Heilungsphänomene röntgenologisch erkennbar werden. Der Heilungsprozess dient der Reparatur von Knochenwunden und der Glättung bzw. Umformung der Knochenoberflächen mit dem Ziel, die Gelenkfunktion nach Möglichkeit wieder zu normalisieren. Heilung ist somit ein biologischer Endpunkt, der die Beendigung des Entzündungsprozesses im entsprechenden Gelenk anzeigt. Unter diesen Umständen überwiegt die Bildung neuen Knochens durch Osteoblasten gegenüber dem Knochenabbau durch Osteoklasten bzw. der enzymatischen Degradation oder Pannusinfiltration. Heilungsphänomene zeigen demnach die Remission der Erkrankung zumindest im einzelnen Gelenk an. Das schließt eine Reaktivierung in der Zukunft allerdings nicht aus. Obwohl die meisten Gelenke mit reparativen Veränderungen nicht komplett normal erscheinen, ist es berechtigt von „Heilung" bzw. „Defektheilung mit Narben" zu sprechen.

Warum wurde Heilung nur selten bei Patienten mit rheumatoider Arthritis beschrieben?

1. Im Allgemeinen ist die Dauer klinischer Studien zu kurz, um eine Heilung mit Sicherheit zu identifizieren. Bei der Routineversorgung außerhalb klinischer Studien werden Röntgenbilder bei Patienten mit niedriger Krankheitsaktivität oder in Remission meist nicht angefertigt; gerade bei diesen Patienten aber sind Heilungsphänomene zu erwarten. Die Scoringmethoden unterscheiden nicht zwischen aktiven und inaktivierten Erosionen, sodass letztere, auch wenn sie gesehen werden, bei der Dokumentation und Auswertung nicht berücksichtigt werden. Eine Abnahme der Erosionsgröße spielt in der Original-Sharp-Methode keine Rolle und wird bei anderen Methoden nur gewertet, wenn sie groß genug ist, um den Score zu ändern.
2. Die Identifikation von Heilung ist zeitaufwändig, da sie gegenüber dem normalen Scoren zusätzliche Bildqualitäten unter ständigem Vergleichen mit den Voraufnahmen erfassen muss.
3. Die unterschiedliche Bildqualität über die Zeit oder zwischen den Zentren macht die Beurteilung der Entwicklung der Grenzlamelle, der Trabekelstruktur etc. schwierig.
4. Die meisten klinischen Studien wurden früher bei bereits lang dauernder destruktiver Erkrankung durchgeführt, bei der Verschlechterungen oder Besserungen der Läsionen schwer erkennbar sind.

Berichte über Heilungsphänomene

Trotz dieser Schwierigkeiten gibt es in der Literatur gelegentliche Berichte über Heilungen bei der rheumatoiden Arthritis. Die Bezeichnung „sekundäre Arthrose" wurde in der europäischen Literatur schon seit Jahrzehnten benutzt und bezieht sich auf eine degenerative Gelenkerkrankung nach Remission einer Entzündung. Sharp erwähnte dieses Phänomen in der Erstbeschreibung seiner Scoringmethode [1]. Schon 1969 beschrieb Dihlmann die Heilung von Erosionen und den Gelenkumbau ohne Deformität als „Arthritis reformans" [11]. In seinem Lehrbuch stellte McCarty 1989 fest, dass „Heilung von Erosionen" häufig eine klinische Remission begleitet [12]. Fallberichte mit Bilddokumentation wurden mehrfach publiziert [8 – 10, 13, 14]. Eine Besserung röntgenologischer Läsionen wurde bei 5 von 14 Patienten unter Methotrexat-Therapie beschrieben [15]. Ebenfalls unter Methotrexat-Behandlung wurde die Abnahme „aktiver" Gelenke und eine signifikante Zunahme der Gelenke mit „sekundärer Arthrose" mitgeteilt [5,7]. Cabral et al. [16] berichteten ebenfalls über Knochenumbau und Osteophytbildung bei Patienten in klinischer Remission.

In einer makroradiographischen Studie unter Goldtherapie überwogen die reparativen die destruktiven Veränderungen ab dem 3. Halbjahr nach Therapiebeginn [17]. Menninger et al. [18] beschrieben ebenfalls eine zunehmende Rate reparativer Veränderungen bei Therapie der frühen erosiven rheumatoiden Arthritis mit Methotrexat oder i. m. Gold. Weisman untersuchte in einer 36-wöchigen Vergleichsstudie Auranofin/Methotrexat auf „Heilung von Erosionen" und „reparative Knochenbildung", fand aber keinen Unterschied zwischen den Gruppen, vermutlich wegen der Kürze der Studie [19].

Identifikation von Heilungsphänomenen bei unbekannter Reihenfolge der Röntgenbilder

Um das Vorurteil in Richtung Progression zu umgehen, wurden die Röntgenbilder großer internationaler klinischer Studien in jüngerer Zeit in Unkenntnis der chronologischen Reihenfolge gescort [20 – 24]. Wir konnten zeigen, dass auch bei unbekannter Reihenfolge Heilungsphänomene von drei unabhängigen Untersuchern im Mittel in 89% richtig erkannt wurden [25]. Bemerkenswert ist, dass bei den 24 Patienten mit Heilungsphänomenen auch ein geringer Rückgang des mittleren Ratingen Scores, bei den 10 Patienten ohne Heilungsphänomene aber eine mäßige Progression zu verzeichnen war.

Bei Betrachtung von Röntgenbildern in unbekannter Reihenfolge stellt sich das Problem, ob das bessere Gelenk den ersten (A) oder den zweiten Zeitpunkt (B) repräsentiert. Im ersten Fall (A besser als B) handelt es sich um Progression, im zweiten (B besser als A) um Heilung. Im Falle einer Heilung sollte erkennbar sein, dass das Gelenk in B Zeichen einer vorherigen Läsion hat, die jetzt aber inaktiviert ist: Im Vergleich zu A ist wieder eine Grenzlamelle vorhanden, eventuell gegenüber der Norm verdichtet, die subchondrale Knochenstruktur ist dichter als in A, unter Umständen dichter als normal, gegebenenfalls auch sklerosiert. Die Erosion ist u. U. kleiner als in A; dabei sollte erkennbar sein, dass die Verkleinerung durch neu gebildeten Knochen zustande gekommen ist. Demgegenüber sollte Bild A im Allgemeinen ein aktiv entzündlich verändertes Gelenk zeigen mit Verdünnung bzw. Unterbrechung der Grenzlamelle, unscharfer und unregelmäßiger Kontur der Erosion, Auflockerung der subchondralen Trabekelstruktur, gegebenenfalls mit Rarifizierung und Osteoporose; manchmal besteht auch eine erkennbare Weichteilschwellung.

Das Wichtigste ist also das Erkennen einer früheren entzündlichen Schädigung bei deutlicher Tendenz zur Reparatur dieser Schädigung. Das Erkennen einer früheren Schädigung ist allerdings unmöglich, wenn eine komplette Restauration des Gelenks stattgefunden hat, sodass es von einem normalen Gelenk (erster Zeitpunkt) nicht unterscheidbar ist.

Zusammenfassend kann gesagt werden, dass nach Abnahme der klinischen Krankheitsaktivität auch im Röntgenbild mit zeitlicher Verzögerung morphologische Zeichen der Aktivitätsabnahme und der Heilung bzw. Reparatur erosiver Veränderungen auftreten können. Zeichen der Aktivitätsabnahme sind der Rückgang der gelenknahen Osteoporose mit Besserung (Normalisierung) der subchondralen Knochenstruktur und gegebenenfalls die Rückbildung der Weichteilschwellung. Zeichen der Reparatur sind die Rekortikation, d. h. Wiederherstellung einer eindeutigen Grenzlamelle, und die Verkleinerung einer Erosion durch Knochenneubildung. Dabei bleiben im „reparierten" Gelenk im Allgemeinen „Narben" als Folge der vorherigen Läsionen erkennbar. Im Falle einer kompletten Restauration mit völliger Wiederherstellung der ursprünglichen normalen Knochen- und Gelenkverhältnisse ist eine Unterscheidung zwischen Progression und Heilung bei Betrachtung der Bilder in unbekannter zeitlicher Reihenfolge nicht möglich.

Literatur

1 Sharp JT, Lidsky MD, Collins LC, Moreland J. Methods of scoring the progression of radiologic changes in rheumatoid arthritis. Arthritis Rheum. 1971; 14: 206 – 20.

2 Larsen A. A radiologic method for grading the severity of rheumatoid arthritis. Medical thesis, University of Helsinki, 1974.

3 Larsen A, Dale K, Eek M. Radiographic evaluation of rheumatoid arthritis and related conditions by standard reference films. Acta Radiol Diagn. 1977; 18: 481 – 91.

4 van der Heijde D, Bonnen A, Boers M, Kostense P, van der Linden S. Reading radiographs in chronological order, in pairs or as single films has important implications for the discriminative power of rheumatoid arthritis clinical trials. Rheumatology. 1999; 1213 – 20.

5 Rau R, Herborn G, Karger T, Werdier D. Retardation of radiologic progression in RA patients during methotrexate treatment. Z Rheumatol. 1987; 46: 267 (abstract).

6 Rau R, Herborn G, Karger T, Menninger H et al. A double-blind comparison of parenteral methotrexate and parenteral gold in the treatment of early erosive rheumatoid arthritis. An interim report on 102 patients after 12 months. Sem Arthritis Rheum. 1991; 21: 13 – 20.

7 Rau R, Herborn G, Karger T, Werdier D. Retardation of radiologic progression in rheumatoid arthritis with methotrexate therapy: a controlled study. Arthritis Rheum. 1991; 34: 1236 – 44.

8 Rau R, Herborn G. Healing phenomena of erosive changes in rheumatoid arthritis patients undergoing disease-modifying anntirheumatic drug therapy. Arthritis Rheum. 1996; 39: 162 – 8.

9 Wassenberg S, Rau R. Radiographic healing with sustained clinical remission in a patient with rheumatoid arthritis receiving methotrexate monotherapy. Arthritis Rheum. 2002; 46: 2804 – 7.

10 Rau R, Sander O, Wassenberg S. Erosion healing in rheumatoid arthritis after anakinra treatment. Ann Rheum Dis. 2003; 62: 671 – 3.

11 Dihlmann W. On arthritis reformans. Fortschr Röntgenstr. 1969; 111: 245 – 51.

12 McCarty DJ. Clinical picture of rheumatoid arthritis. In: McCarty DJ, ed. Arthritis and Allied Conditions. Eleventh edition. Philadelphia: Lea and Febiger; 1989.

13 Jalava S, Reunanen K. Healing of erosions in rheumatoid arthritis. Scand J Rheumatol. 1982; 11: 97 – 100.

14 Sokka T, Hannonen P. Healing of erosions in rheumatoid arthritis. Ann Rheum Dis. 2000; 59: 647 – 9.

15 Weinblatt ME, Trentham DE, Fraser PA, Holdsworth DE, Falchuk KR et al. Long-term prospective trial of low-dose methotrexate in rheumatoid arthritis. Arthritis Rheum. 1988; 31: 167 – 75.

16 Cabral AR, Loya BL, Alarcon-Segovia D. Bone remodeling and osteophyte formation after remission of rheumatoid arthritis. J Rheumatol. 1989; 16: 1421 – 7.

17 Buckland-Wright JC, Clarke GS, Chikanza IC, Grahame R. Quantitative microfocal radiography detects changes in erosion area in patients with early rheumatoid arthritis treated with myocrisine. J Rheumatol. 1993; 20: 243 – 7.

18 Menninger H, Meixner C, Söndgen W. Progression and repair in radiographs of hands and forefeet in early rheumatoid arthritis. J Rheumatol. 1995; 22: 1048 – 54.

19 Weinblatt ME, Polisson R, Blotner SD, Sosman JL, Aliabadi P, Baker N, Weissman BN. The effects of drug therapy on radiographic progression of rheumatoid arthritis: results of a 36-week randomized trial comparing methotrexate and auranofin. Arthritis Rheum. 1993; 36: 613 – 9.

20 Strand V, Cohen S, Schiff M, Weaver A et al. Treatment of active rheumatoid arthritis with leflunomide compared with placebo and methotrexate. Arch Intern Med. 1999; 159: 2542 – 50.

21 Lipsky P, St. Clair W, Furst D et al. 54-week clinical and radiographic results from the ATTRACT trial: a phase III study of infliximab (Remicade) in patients with active RA despite methotrexate. Arthritis Rheum. 1999; 42: S401 (abstract).

22 Genovese MC, Bathon JM, Martin RW et al. Etanercept versus methotrexate in patients with early rheumatoid arthritis: two-year radiographic and clinical outcomes. Arthritis Rheum. 2002; 46: 1443 – 50.

23 Rau R, Herborn G, Sander O et al. Long-term treatment with the fully human anti-TNF-antibody D2E7 slows radiographic disease progression in rheumatoid arthritis. Arthritis Rheum. 1999; 42: S400 (abstract).

24 van der Heijde D, Klareskog L, Rodriguez-Valverde V et al. Comparison of etanercept and methotrexate, alone and combined, in the treatment of rheumatoid arthritis: two-year clinical and radiographic results from the TEMPO-Study. A double-blind, randomised trial. Arthritis Rheum. 2006; 54: 1063 – 74.

25 Rau R, Wassenberg S, Herborn G, Perschel WT, Freitag G. Identification of radiographic healing phenomena in patients with rheumatoid arthritis. J Rheumatol. 2001; 28: 2608 – 15.

Heilungsverlauf eines Fingergrundgelenks über 18 Jahre

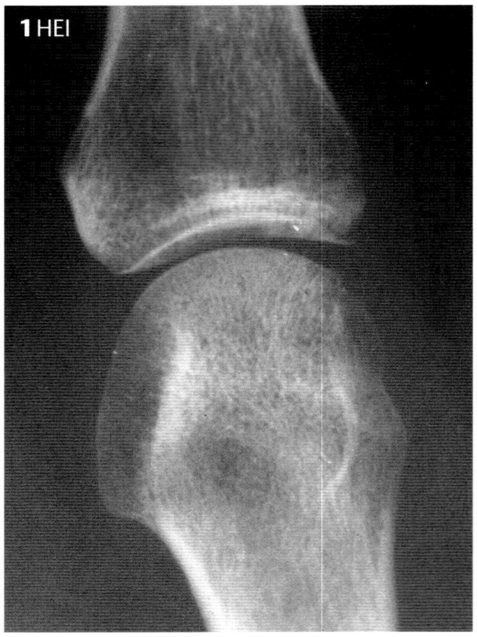

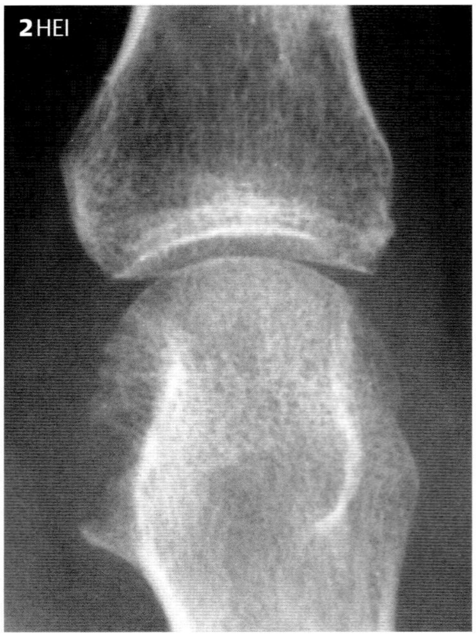

Abb. **1** HEI **K,K MCP III re. 1988:**
Es besteht eine Weichteilschwellung, darüber hinaus eine gewisse Auflockerung der Knochenstruktur subchondral am radialen Rand des Metakarpalköpfchens. Eine Unterbrechung der Grenzlamelle liegt nicht vor.

Abb. **2** HEI **K,K MCP III re. 1989:**
Im unteren Teil des radialen Rands des Metakarpalköpfchens hat sich eine relativ große und tiefe Usur mit unscharfer Begrenzung herausgebildet. Über dem eindeutig usurierten Bereich liegt eine Zone aufgelockerter Knochenstruktur, in der die Grenzlamelle möglicherweise auch, zumindest zweimal in sehr kleinen Abschnitten, unterbrochen ist.

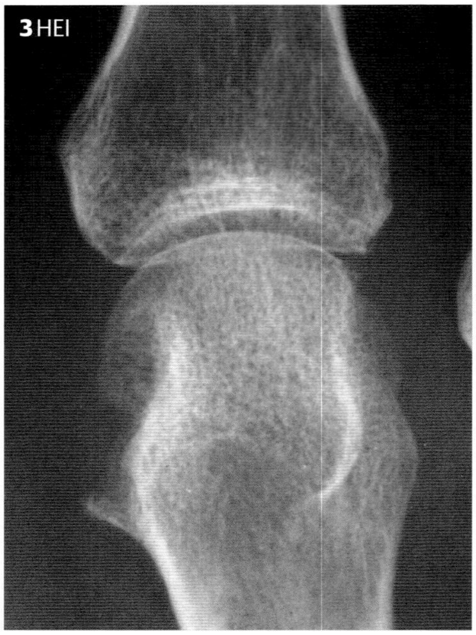

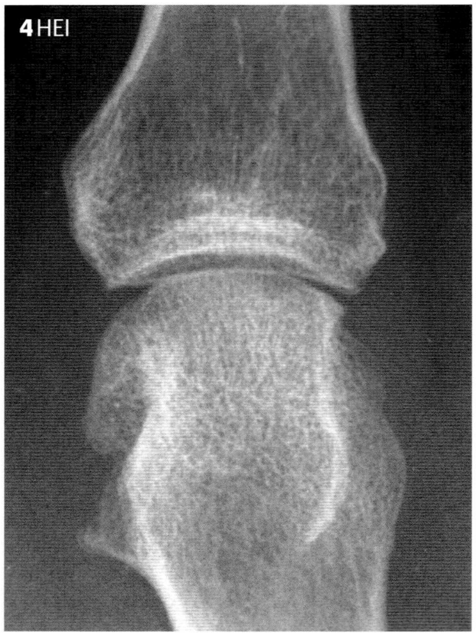

Abb. **3** HEI **K,K MCP III re. 1991:**
Zwei Jahre nach Darstellung der aktiven Usur ist dieselbe wieder durch eine dünne, aber glatte Grenzlamelle begrenzt, die darüber gelegene Zone aufgelockerter Knochenstruktur erscheint wieder dichter. Insgesamt erscheint der Prozess inaktiviert.

Abb. **4** HEI **K,K MCP III re. 2006:**
Die Usur hat sich anscheinend durch Knochenneubildung im Bereich der vormals aufgelockerten Knochenstruktur verkleinert. Der Boden der Usur ist glatt begrenzt, der dort gelegene Knochen erscheint dicht, ebenso wie der Knochen im darüber gelegenen vormals osteoporotischen und aufgelockerten Bezirk.

Heilungsverlauf an einem Fingergrundgelenk über 13 Jahre

Abb. **5** HEI **R,C MCP IV li. 1989:**
Völlig normal erscheinendes Fingergrundgelenk.

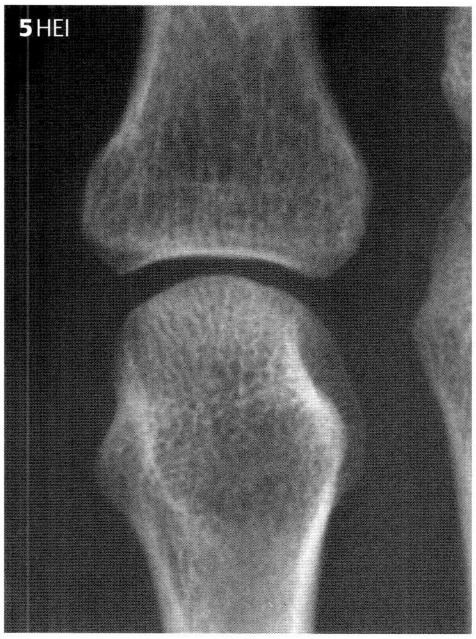

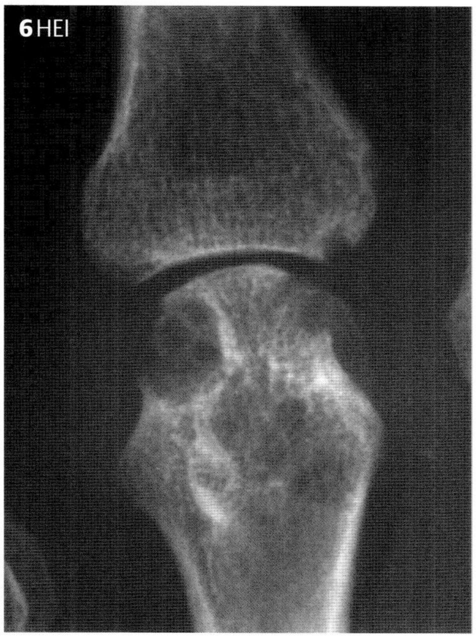

Abb. **6** HEI **R,C MCP IV li. 1992**:
Drei Jahre später erkennt man eine größere, rundliche, wie ausgestanzt erscheinende Usur am ulnaren Rand des Metakarpalköpfchens. Im Bereich der Usur findet sich zystisch aufgelockerte Knochenstruktur. Am radialen Rand des Köpfchens kleinere Usur mit darüber gelegener, wenig dichter Knochensubstanz. Am radialen Rand der Metacarpale-Basis kleine ausgestanzte Usur. Leichte Gelenkspaltverschmälerung.

Abb. **7** HEI **R,C MCP IV li. 1993:**
Die ulnar am Köpfchen gelegene Usur ist durch neu gebildete Knochensubstanz mit nahezu wieder normaler Dichte fast vollständig wieder ausgefüllt. Auch die im Bereich der gegenüber gelegenen Usur neu gebildete Knochensubstanz ist jetzt im Vergleich zur letzten Aufnahme deutlich dichter geworden. Die Usur an der Fingergrundgliedbasis ist anscheinend etwas kleiner geworden.

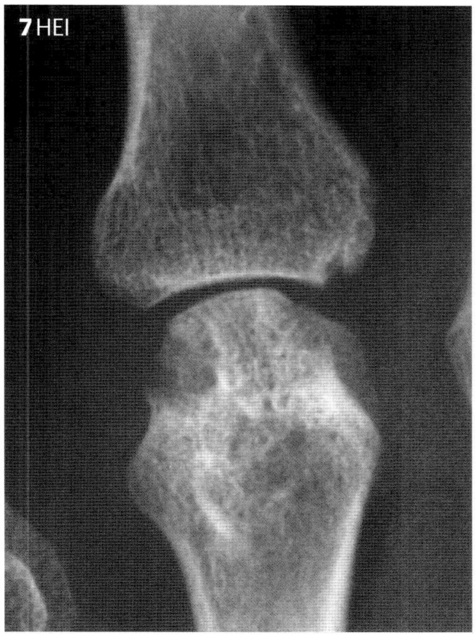

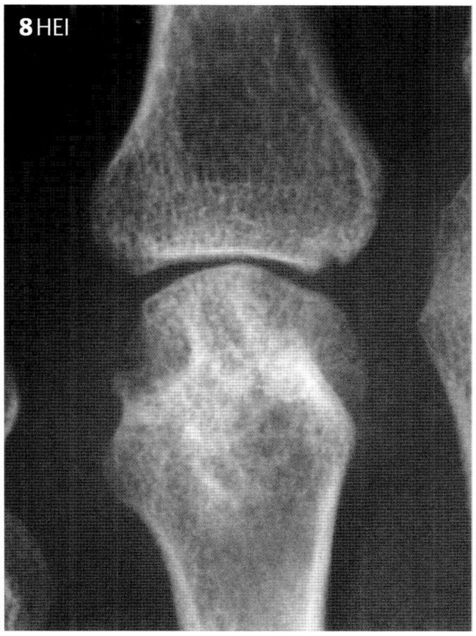

Abb. **8** HEI **R,C MCP IV li. 1994:**
Weitere Verdichtung der Struktur des neu gebildeten Knochens, der sich kaum noch von völlig normaler Knochensubstanz unterscheiden lässt. Auch die Usur an der Fingergrundgliedbasis hat sich weiter verkleinert.

Abb. **9** HEI **R,C MCP IV li. 2002:**
Auf die früheren Läsionen weist eigentlich nur der kleine Höcker an der Ulnarseite des Metakarpalköpfchens hin, ebenso die etwas unregelmäßige Trabekelstruktur im Bereich des Köpfchens. Diese Veränderungen sind nur schwer als „Narbe“ früherer Läsionen zu identifizieren. Jedenfalls ist die Heilung auch 10 Jahre nach ihrem radiologisch erkennbaren Beginn stabil.

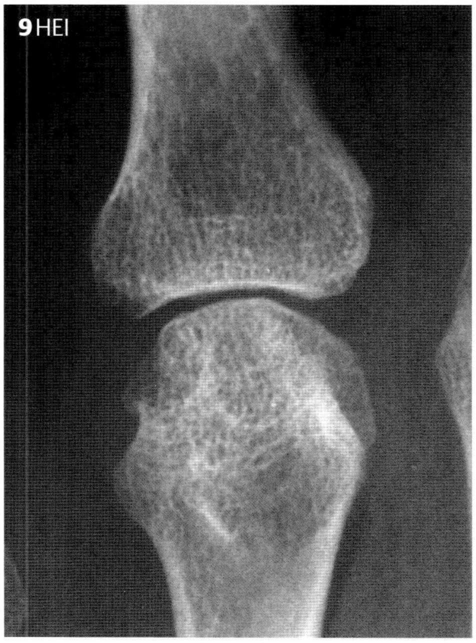

Heilungsverlauf an einem Zehengrundgelenk über 20 Jahre

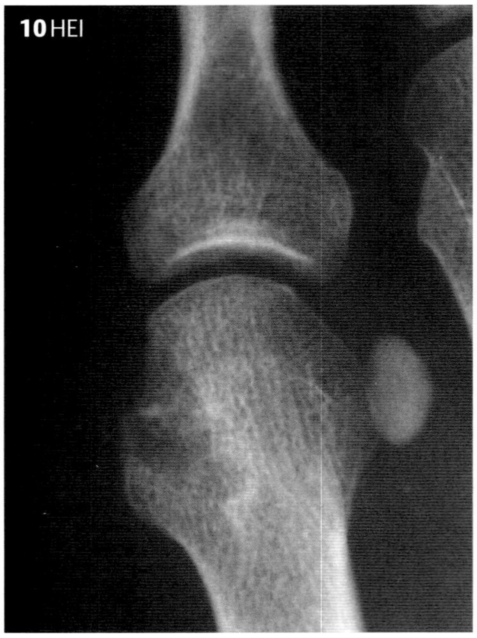

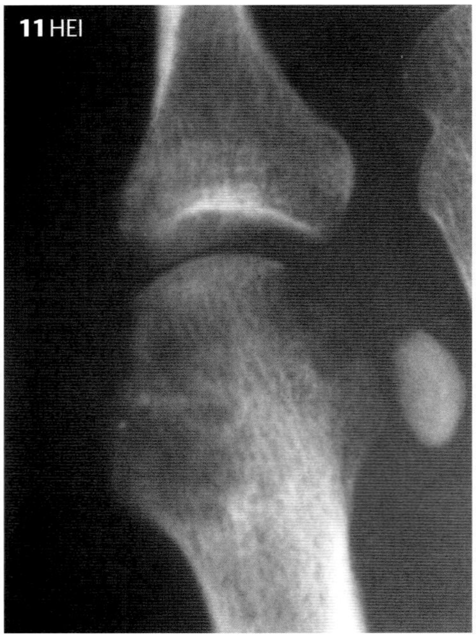

Abb. **10** HEI **Z,L MTP V li. 1986/6 (Juni):** Beginnende Usurierung an der Fibularseite des Metatarsalköpfchens in Form eines nicht sehr tiefen, recht lang gestreckten, unregelmäßig konturierten und unscharfen Knochenverlusts. Auf der Tibialseite leichte subchondrale Osteoporose.

Abb. **11** HEI **Z,L MTP V li. 1986/10:** Bei geringfügig anderer Projektion stellt sich die Erosion an der Fibularseite nach 4 Monaten etwas flacher, aber weiterhin unscharf konturiert dar. Subchondral deutlich stärkere Auflockerung der Knochenstruktur. Auf der Tibialseite hat sich jetzt eine größere, unscharf begrenzte und damit aktive Erosion entwickelt. Kleine Erosion auch an der Fibularseite der Zehengrundgliedbasis.

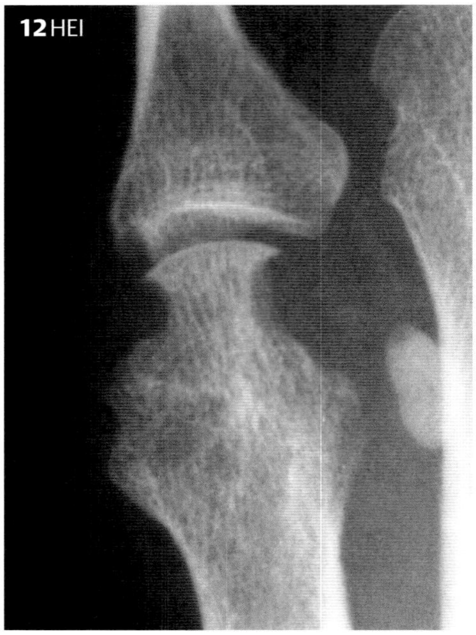

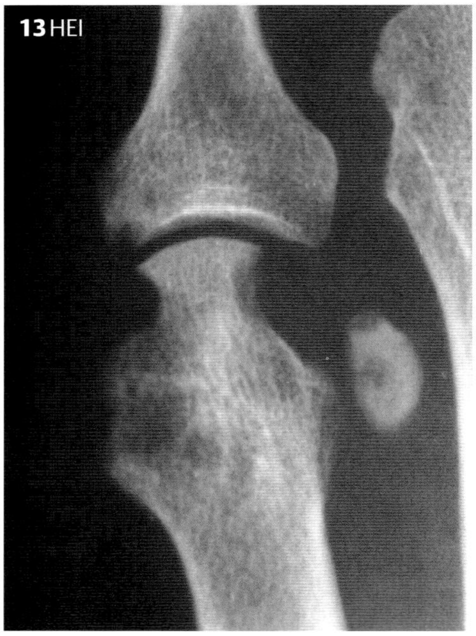

Abb. **12** HEI **Z,L MTP V li. 1987/7:** Die fibulare Erosion erscheint im distalen Bereich etwas tiefer, ist jetzt aber scharf begrenzt und von einer Kortikalis bedeckt. Im proximalen Bereich erscheint der Knochen wieder dichter mit deutlicher Trabekelstruktur und anscheinend auch Knochenneubildung zwecks Ausfüllens des Knochendefekts. Die Erosion auf der Tibialseite hat sich nach proximal etwas vergrößert, ist jetzt scharf abgesetzt und offenbar ebenfalls kortiziert. Die kleine Usur an der Grundgliedbasis erscheint bei etwas anderer Projektion etwas größer, aber scharf abgesetzt. Sonst keine Änderung

Abb. **13** HEI **Z,L MTP V li. 1987/10:** Gegenüber der Voraufnahme bei etwas anderer Projektion keine sichere Änderung.

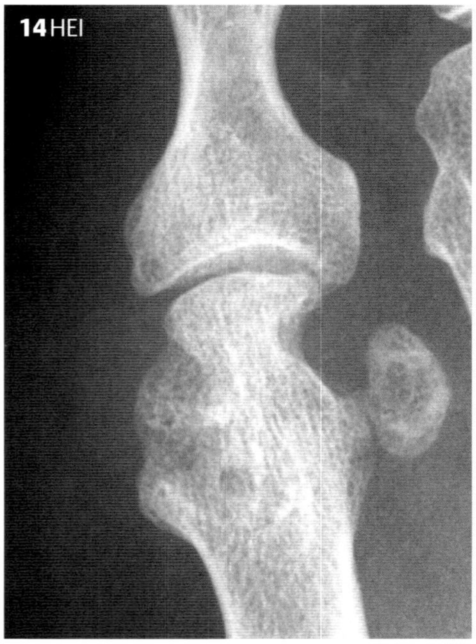

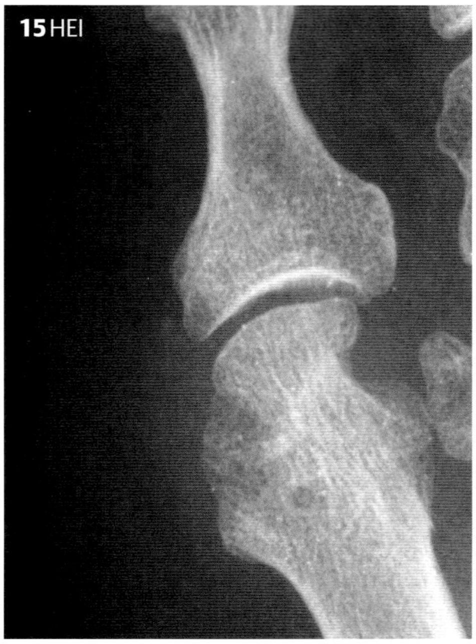

Abb. **14** HEI **Z,L MTP V li. 1999:** Zwölf Jahre später ist die fibulare Erosion durch neu gebildeten Knochen fast völlig ausgefüllt, auch die tibiale Erosion hat sich etwas verkleinert. Die Knochenstruktur erscheint dicht mit im Bereich des neu gebildeten Knochens etwas unregelmäßiger, sonst aber normaler Trabekelarchitektur.

Abb. **15** HEI **Z,L MTP V li. 2006**: Weitere 7 Jahre später erweist sich die Heilung als stabil. Als „Narben" nach den früheren Läsionen sind die Einkerbung an der Tibialseite des Metatarsalköpfchens und die Buckelbildung an der Stelle der früheren, fibular gelegenen Erosion erkennbar. Die Knochenstruktur im Bereich dieses Buckels ist weiterhin anders als die ursprüngliche normale Knochenstruktur im Zentrum des Köpfchens.

Heilungsverlauf eines Fingermittelgelenks über 13 Jahre

Abb. **16** HEI **De,Z PIP III re. 1985:**
Man erkennt eine kleine, unscharf begrenzte Erosion an der Radialseite der Mittelgliedbasis. Ferner eine leichte, unscharf begrenzte Unregelmäßigkeit an der Ulnarseite des Grundgliedköpfchens.

Abb. **17** HEI **De,Z PIP III re. 1990:**
Die Erosion an der Mittelgliedbasis hat sich deutlich vergrößert und vertieft. Zusätzlich besteht eine kleine Erosion am gegenüberliegenden Abschnitt des Grundgliedköpfchens. Auflockerung der Knochenstruktur (Osteoporose) in der Mitte des Grundgliedköpfchens.

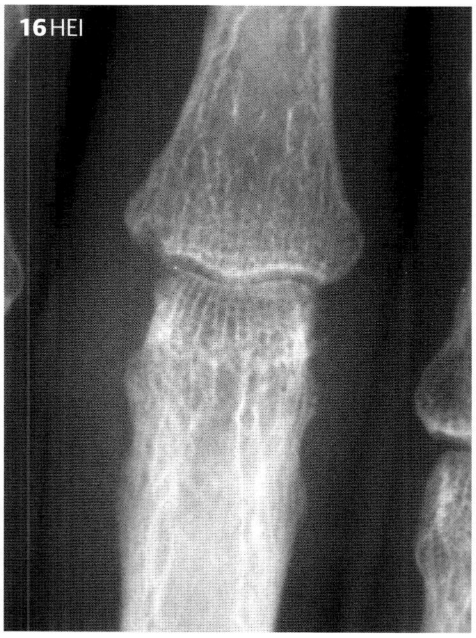

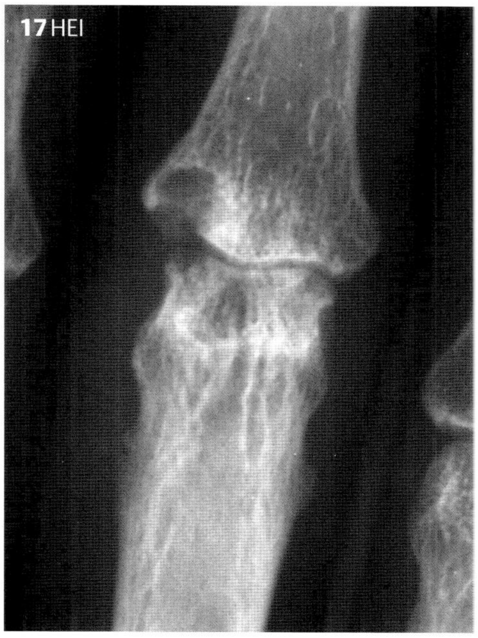

Abb. **18** HEI **De,Z PIP III re. 1993:**
Weitere Vergrößerung der an der Radialseite der Mittelgliedbasis gelegenen Erosion, zusätzlich großflächige Erosion auch der Ulnarseite der Mittelgliedbasis. Leichte Vergrößerung der Erosion des Grundgliedköpfchens radial sowie kleine Erosionen auch zentral und an der Ulnarseite des Köpfchens. Nach wie vor bestehende zentrale subchondrale Osteoporose. Sehr starke Verschmälerung des Gelenkspalts und leichte Achsenabweichung des Fingers.

Abb. **19** HEI **De,Z PIP III re. 1998:**
Die am Grundgliedköpfchen 5 Jahre vorher noch bestehenden Erosionen sind aufgefüllt, die Konturen des Köpfchens sind geglättet, es besteht eine Grenzlamelle. Die subchondrale Knochenstruktur ist nicht mehr aufgelockert, sondern eher dicht bei deutlich erkennbarer Trabekelstruktur. An der Mittelgliedbasis ist die Gelenkkontur vogelschwingenartig geformt als Folge des früher eingetretenen Knochenabbaus. Die wieder aufgebaute Grenzlamelle ist verdichtet erkennbar. Der Gelenkspalt hat sich gegenüber 1993 deutlich wieder erweitert. Es hat sich hier also ein Gelenkumbau zu einer sekundären Arthrose in einer für die Funktion sehr günstigen Form herausgebildet.

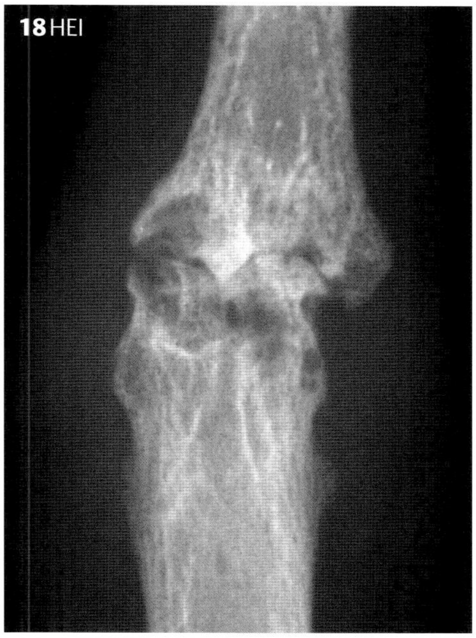

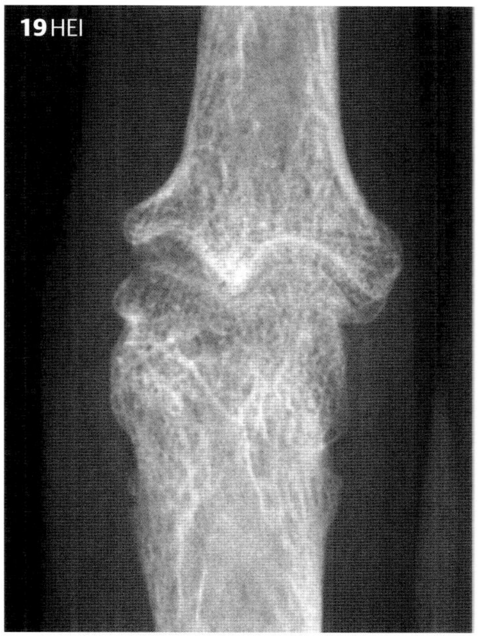

Heilungsverlauf eines Großzehenendgelenks über 8 Jahre

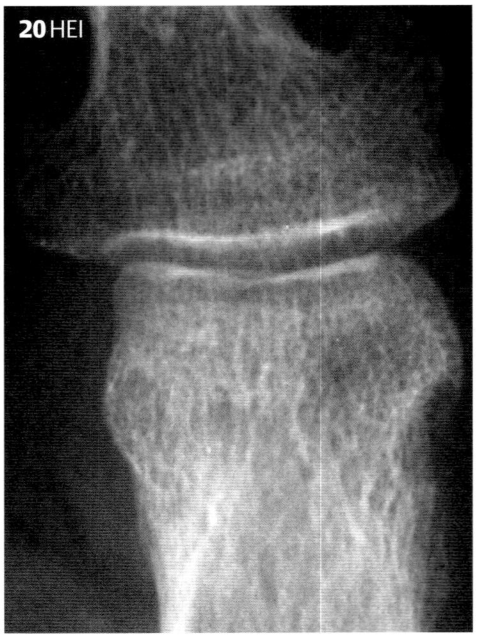

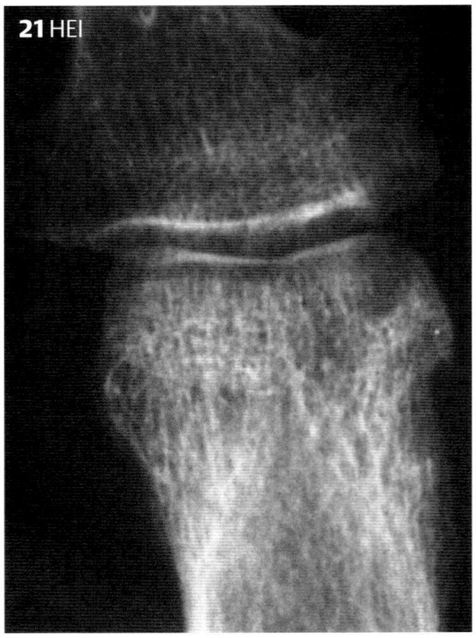

Abb. **20** HEI **P,K IP I li. 1991:**
Man erkennt lediglich eine kleine, relativ scharf abgesetzte Erosion an der Tibialseite des Großzehengrundgliedköpfchens. Knochenstruktur und Gelenkverhältnisse sonst völlig unauffällig.

Abb. **21** HEI **P,K IP I li. 1992:**
Etwas schärfere Begrenzung der Erosion, sonst keine Änderung.

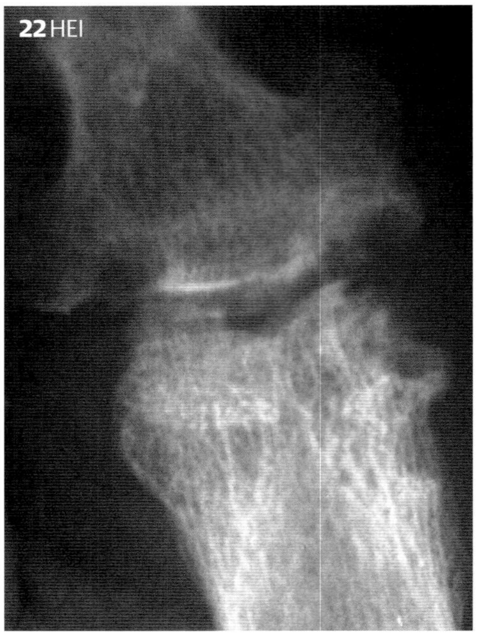

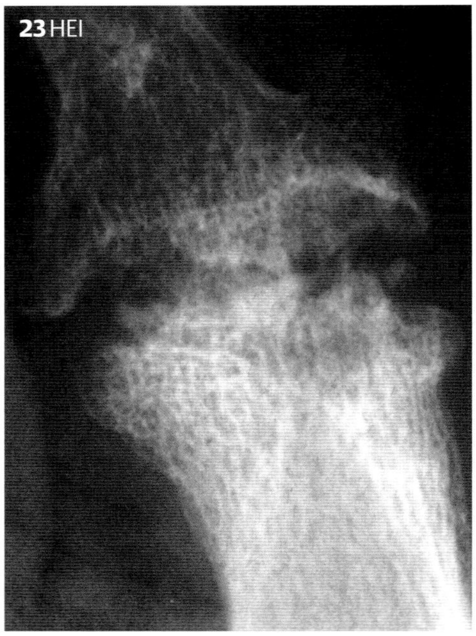

Abb. **22** HEI **P,K IP I li. 1993:**
Unscharf und zottig begrenzte Usuren an der Tibialseite des Zehengrundgliedköpfchens sowie auf beiden Seiten der Basis des Großzehenendgliedes. Zeichen deutlich aktiver Arthritis.

Abb. **23** HEI **P,K IP I li. 1995:**
Die Erosionen haben sich auf die ganze proximale und distale Gelenkfläche ausgedehnt, wobei vor allem die proximale Gelenkfläche weiterhin sehr unregelmäßig und unscharf konturiert ist. Knochenverlust an beiden Gelenkenden.

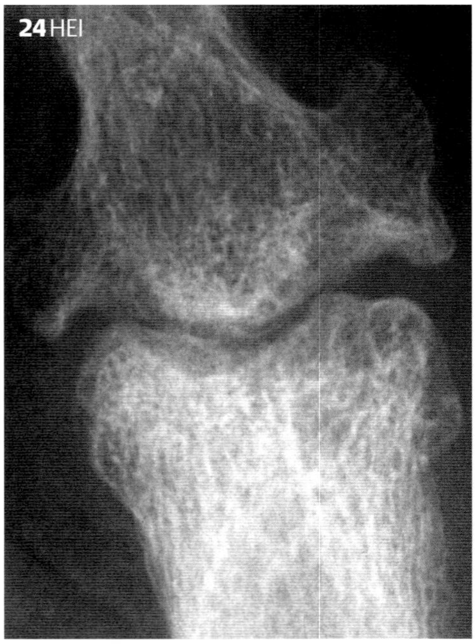

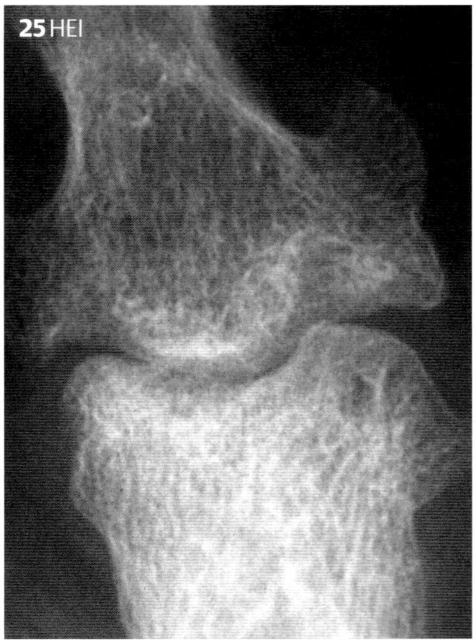

Abb. **24** HEI **P,K IP I li. 1996:**
Zwei Jahre später hat sich die aktive Arthritis völlig beruhigt. Beide Gelenkflächen sind wieder glatt und scharf abgesetzt, eine Grenzlamelle ist beiderseits erkennbar. Die subchondrale Knochenstruktur erscheint normal dicht bei etwas unruhiger Trabekelzeichnung. Die Gelenkform hat sich allerdings deutlich geändert und ist jetzt doppel-S-förmig (im Unterschied zur ursprünglich geraden Form 1991). Der Gelenkspalt erscheint normal weit. Beide Gelenkflächen sind kongruent und haben sich offenbar funktionell aufeinander eingestellt. Funktionell günstige sekundäre Arthrose.

Abb. **25** HEI **P,K IP I li. 1999:**
Drei Jahre später keine wesentliche Änderung. Allenfalls erscheint die Knochenstruktur im subchondralen Bereich noch etwas dichter. Die Heilung mit sekundärer Arthrose ist also stabil. Als einzige Folge („Narbe") der früheren Destruktionen ist die Umformung des Gelenkspalts zur Doppel-S-Form und die höckrige Ausbuchtung an der Tibialseite des Zehengrundgliedköpfchens auszumachen.

Sachverzeichnis